·中医名家经方治验丛书·

肿瘤经方治验

主编　郭明章

中国医药科技出版社

内容提要

本书系统整理了诸多中医名家应用经方治疗肿瘤的临床验案。全书分为上、中、下三篇。上篇为西医疾病篇，介绍了名家治疗鼻咽癌、肺癌、胃癌等多部位肿瘤的经验；中篇为中医病证篇，介绍了名家治疗噎膈、积聚、瘿病的经验；下篇为肿瘤常用经方篇，总结了治疗各部位肿瘤经常能用到的且疗效满意的经方。本书适合中医师及中医院校师生阅读参考。

图书在版编目（CIP）数据

肿瘤经方治验/郭明章主编．—北京：中国医药科技出版社，2016.1（2024.12 重印）（中医名家经方治验丛书）

ISBN 978-7-5067-8047-6

Ⅰ.①肿…　Ⅱ.①郭…　Ⅲ.①肿瘤—经方　②肿瘤—中医疗法　Ⅳ.①R289.2　②R273

中国版本图书馆 CIP 数据核字（2015）第 311415 号

美术编辑　陈君杞
版式设计　郭小平

出版　中国医药科技出版社
地址　北京市海淀区文慧园北路甲 22 号
邮编　100082
电话　发行：010-62227427　邮购：010-62236938
网址　www. cmstp. com
规格　710×1000mm 1/16
印张　10 1/4
字数　130 千字
版次　2016 年 1 月第 1 版
印次　2024 年 12 月第 2 次印刷
印刷　河北环京美印刷有限公司
经销　全国各地新华书店
书号　ISBN 978-7-5067-8047-6
定价　33.00 元

《中医名家经方治验丛书》

编委会

《肿瘤经方治验》

编委会

主　编　郭明章

副主编　陈　建　叶明花

编　委　（以姓氏笔画为序）

李秀娟　林振昆　曾友强　温　玲

出版者的话

本套丛书所言“经方”专指《伤寒论》、《金匮要略》中的方剂，即张仲景方。

张仲景所创方剂，首首精当，方方奇妙，被誉为“医方之祖”，一直以来，备受名家推崇。举凡中医大家，无不服膺仲景之学，精研仲景之书，善用仲景之方。

为了更好地总结经方应用成果，探索经方应用规律，我社组织专家教授编写了本套《中医名家经方治验丛书》。丛书共8个分册，分别为：呼吸病经方治验、心血管疾病经方治验、消化病经方治验、泌尿系疾病经方治验、内分泌代谢病经方治验、神经精神疾病经方治验、妇科疾病经方治验、肿瘤经方治验。

本套丛书全面收录了刘渡舟、关幼波、邓铁涛、张琪、何任、祝谌予、颜德馨、李今庸等中医名家临床应用经方的经典案例及治疗心得，最后，对临床各科经常用到的经方予以归纳总结，具有很强的实用性和文献参考价值。

希望本套丛书的出版，能加深读者对经方的理解和认识，提高诊疗水平，更好地服务于临床。

中国医药科技出版社

2016年1月

目录

上篇　西医疾病篇

中篇 中医病证篇

下篇 常用经方篇

上篇

西医疾病篇

第一章 鼻咽癌

鼻咽癌是指由被覆鼻咽腔表面的上皮或鼻咽隐窝上皮发生的上皮性恶性肿瘤，其发病与遗传、EB病毒感染、环境等因素关系密切。鼻咽癌的症状包括鼻衄、鼻塞流涕、耳鸣耳聋、头痛等；兼症见颈部瘰疬、口眼歪斜、口干、发热等。晚期常因肿瘤经淋巴和血行播散而引起一系列相应症状及体征，表现为：颅神经损害症状，以三叉神经、展神经、舌咽神经、舌下神经等受侵较多；颈部淋巴结转移；远处转移，如骨、肺、肝等器官转移。

影像学诊断方法有：间接鼻咽镜检查、鼻咽纤维镜检查、CT检查、磁共振（MRI）扫描和正电子发射断层显像（PET）检查。

病理学诊断：鼻咽癌早期常表现为局部黏膜粗糙或略隆起，或形成隆起于黏膜面的小结节，随后可发展成结节型、菜花型、黏膜下浸润型和溃疡型肿块。黏膜下浸润型因表面黏膜尚完好或仅轻度隆起，而癌组织在黏膜下已广泛浸润甚或转移至颈部淋巴结，故患者常以颈部淋巴结肿大为最早出现的临床症状。临床上以结节型最为多见，其次为菜花型。

在组织病理学上，根据光学显微镜下有无鳞状细胞分化，鼻咽癌可以分为角化性鳞状细胞癌、非角化性癌（分化性癌）和未分化癌。角化性鳞癌比较少见，占鼻咽癌总数的5%~10%，多发生于年龄较大的人群，对放射治疗不敏感。非角化性癌占鼻咽癌的95%以上，通常对放射治疗敏感，与EB病毒关系密切。

实验室诊断目前常用EB病毒壳抗原抗体IgA（VCA-IgA）、EB病毒早期抗原抗体IgA（EA-IgA）、EB病毒DNA酶中和率（EDAb）等作为辅助指标。分期诊断采用TNM国际分期（UICC，2002）。

鼻咽癌归属于中医学“鼻渊”、“控脑砂”、“耳鸣”、“上石疽”、“失荣”等疾病范畴。常见证型有热邪犯肺、肝郁痰凝、血瘀阻络、气阴两虚等。

案1　陈瑞春竹叶石膏汤案

郝某，男，60岁，2002年9月2日初诊。以鼻腔反复出血2年余加重半月前来就诊。患者述及2年前出现鼻腔出血，左侧尤甚，在乡镇卫生所给予止血药（名称不详）治疗，效不佳，半月前病情加重，出血量大，色鲜红。8月25日在外院行鼻咽CT检查，结果提示：鼻咽癌侵及左侧蝶窦，部分筛窦、左上颌窦可能性大。因患者拒绝手术治疗，遂来我门诊求治。患者刻下症见：鼻腔仍有出血，鼻腔瘙痒并有堵塞感，头胀痛，口干、口苦，饮水量多，纳食可，小便黄。舌质暗淡，苔薄微腻，舌中间及根部浮黄，脉弦数。处方：生石膏30g，竹叶10g，北沙参20g，麦冬10g，法半夏10g，芦根20g，炙甘草6g，桑白皮10g，黄芩10g，白及15g，白茅根15g，百部10g，杏仁10g，并嘱其煎药时另加粳米（自备）一撮。

9月11日上药服7剂后复诊：患者自觉服药后症减，鼻腔出血量减少，仍有头疼，偶有耳闭，纳眠尚可，舌质淡红，苔薄黄腻，故守方加赤芍10g。后患者一直以此方为基本方加减，服药半年来证情稳定。

［原按］

本病当属中医学“鼻衄”，《景岳全书·血证门》认为“衄血之由内热者多在阳明经”。患者老年男性，过食辛辣厚味，故致脾胃滋生湿热，又因足阳明胃之经脉上交鼻，胃火伤及脉络，火热迫血妄行而致鼻腔出血，色鲜红，循经上攻则头痛，热盛灼伤胃津，津不上承则口渴引饮。可见本病病位在鼻腔，病变涉及肺、脾、胃三脏，病机为肺胃热盛。治法当以《寿世保元·衄血》中提出的“凉血止血”为主，清肺胃之热以凉血止血，方选竹叶石膏汤加减。方中生石膏清热生津，除烦止渴，配以竹叶清热除烦，沙参益气，麦冬、芦根生津，佐用半夏降逆燥湿和胃，外加桑白皮、黄芩泄肺热，百部、杏仁润肺清肺，配白茅根、白及凉血止血。诸药配合可达清热生津、益气和胃之功，使热清而气津两复。可见陈师用药重在辨证，标本兼治，不是盲目地见血止血，而只有追其源头方可使血止病愈。

摘自：李婕．陈瑞春治疗肿瘤医案二则．江西中医药，2005，36（5）：7

案2　何炎燊麦门冬汤案

尹某，女，48岁，2004年8月24日初诊。患者鼻咽癌放射治疗后，眩晕、纳呆20余天。患者于2004年8月2日因出现鼻衄、耳聋、耳鸣，经广州某医院检查确诊为鼻咽低分化鳞癌（Ⅱ期），未见新转移灶，2004年8月5日开始行根治性外照射，鼻咽 D_T68Gy/34次/48天完成。放射治疗后，患者自觉口甚干燥，胃纳极差，四肢倦怠，眩晕，寐差。查其舌体暗红，苔老黄色，中心厚，干燥如沙粒，诊脉沉细。诊其为：失荣阴虚火旺证（鼻咽低分化鳞癌—Ⅱ期）。此为平日操劳熬夜，忧思郁结，肾阴暗耗，水不能制火，虚火灼津液成痰，痰火热毒蕴结。放射治疗后脾胃气阴俱伤，法当甘凉濡润、益脾养胃、清火除痰散结。方拟麦门冬汤加减。处方：太子参20g，北沙参20g，石斛15g，麦冬15g，百合20g，玉竹20g，小麦30g，生甘草5g，玄参10g，海蛤壳15g，竹茹15g，浙贝母15g。14剂，水煎服，每日1剂。

复诊：服用前方14剂后，胃纳好转，口干稍转润，眩晕大减，睡寐好转，但大便溏滞，每日排2次。此乃脾胃气阴稍复，但脾气虚弱，腐熟、运化功能失职，转方用四君子汤加减，以补脾养胃助消化，除痰散结。又14剂而大便正常，眩晕消失，面色、精神好转，转方用麦门冬汤加减，以益脾养胃，除痰散结，解毒抗癌。服用前方7剂后，自觉耳鸣，此乃久病肾精亏虚，水不涵木，肝阳偏亢，法当育阴潜阳，平肝降火，方用二至丸加减治之。服14剂后，耳鸣不减，此乃肾精甚虚之征象。改用三甲复脉汤合六味地黄丸、二至丸加减，以滋填肾精。又14剂而耳鸣明显好转，后以六味地黄丸、麦门冬汤加减，以巩固疗效。

摘自：贺兴东．当代名老中医典型医案集·五官科分册．北京：人民卫生出版社，2009：101-102

案3　刘公望麻黄连翘赤小豆汤案

温某，女，50岁，2008年7月19日初诊。患者2008年3月因鼻塞、鼻涕带血在某医院就诊，经鼻咽镜、病理及CT检查确诊为鼻咽癌。于2008年5月行系统放化疗2次，治疗后出现全身瘙痒，逐渐加重。刻诊：全身皮肤瘙痒难忍，汗多；下肢轻度浮肿，按之凹陷，难以复起，下午肿甚；面色萎黄，精神欠佳，二便调；舌红、苔薄白，脉细缓。辨证：肺脾气虚，痰湿内生，风湿热邪蕴结肌表。治则：祛风清热，利湿止痒。方用麻黄连翘赤小豆汤加减。处方：麻黄6g，连翘15g，赤小豆30g，薏苡仁30g，木贼草15g，白蒺藜30g，苍耳子10g，蝉蜕12g，辛夷15g，浙贝母15g，玄参15g，何首乌30g，绞股蓝15g，灵芝15g，白茅根30g，苦参12g，仙鹤草30g，生甘草15g。4剂。

复诊：瘙痒好转，可以忍耐。原方加减再进7剂后瘙痒已愈，予补中益气汤加减调理善后。

[原按]

鼻咽癌与中医之“真头痛”、“鼻渊”、“控脑砂”、“失荣”、“上石疽”

等病证相似，其病因病机多与肝经、胆经有关。如《内经》认为鼻渊乃因“胆移热于脑”，《外科真诠》认为“石疽……乃肝经郁结，气血凝滞而成”。本案放化疗后出现的瘙痒属中医的风湿热邪袭表所致，故予麻黄连翘赤小豆汤以清热利湿止痒，并随症加入白蒺藜、苍耳子、蝉蜕、苦参等以加强祛风止痒之效，苍耳子与辛夷并用，可宣通鼻窍；浙贝母、玄参清热化痰，散结消肿；仙鹤草、白茅根凉血止血；苦参、白茅根等有利尿之效，兼治患者下肢水肿；何首乌补肝肾，益精血，解毒；绞股蓝健脾益气，清热解毒；灵芝扶正祛邪，固本培元。

摘自：申爱玲．刘公望运用经方治疗放化疗不良反应验案2则．上海中医药杂志，2009，43（3）：6

案4　郭志雄小柴胡汤案

张某，男，40岁，2009年2月23日初诊。主诉：发现鼻咽癌6个月余，发热1个月余。6个月前患者因右颈部包块，在省肿瘤医院针吸活检提示转移性鳞癌，后经CT、MRI确诊鼻咽癌$T_3N_2M_0$，Ⅳ期，随后行TP方案（紫杉醇+顺铂）化疗4个周期（第2个周期后疗效评价为PR），同步行放疗共60Gy，复查MRI及鼻咽镜检提示病灶消失。1个月来患者出现时寒时热，口干口苦，心悸心烦，纳差，食入欲呕，每日体温最高达39℃，多见于38.0℃~38.5℃，查血常规提示Ⅱ度骨髓抑制，在当地医院予西医抗感染、升白细胞及中药治疗效果差，而来院求诊。症见形体消瘦，面色黧黑，神疲乏力，舌黯红苔少，脉弦细数。证属邪郁少阳，气虚血瘀。治宜和解少阳，活血调气。方选小柴胡汤合生脉饮加减。处方：柴胡15g，黄芩15g，西洋参15g，法半夏20g，麦冬20g，五味子10g，沙参30g，丹参30g，蜂房10g，白术15g，菟丝子20g，补骨脂30g，生姜5g，大枣10g，甘草5g，5剂，每日1剂。

5天后复诊，诉体温最高达37.5℃，食欲有增加，乏力感减轻。上方加阿胶10g（烊化），再服7剂，复查血常规三系均有提升，体温正常，食纳有好转。减生姜、五味子，加黄精15g，续服7剂，血常规恢复正常，精力明显好转，能胜任简单工作。目前仍在门诊治疗。

摘自：向生霞．郭志雄主任医师运用经方治疗肿瘤兼证举隅．中国中医急症，2010，19（12）：2085-2087

结　语

鼻咽癌的病因与机体内外多种致病因素有关系。其病机为肺热灼津，痰浊凝结；情志不遂，肝气郁结，肝胆火旺，灼液为痰；气滞血瘀，肝郁气滞，气血凝滞，积聚成肿块；正气虚弱，脏腑失调，气血不畅，经络阻滞，也可形成或促生癌肿。多见于肺热灼津和情志不疏，气滞痰凝成肿块所致。陈瑞春针对患者鼻衄及舌脉等症状表现，认为其证为肺胃湿热，以竹叶石膏汤加减治疗使出血得止，病情也得以控制，体现了中医辨证施治的特点和优势。

鼻咽癌常用的局部放疗、化疗等治疗方法易引起津伤正损等不良反应，以上后3个医案均为鼻咽癌放疗、化疗后的中医调治医案，对放化疗后的不良反应有一定的针对性，同时也有利于对本病病情的控制。

何炎燊治疗癌症，注重患者脾胃功能的恢复，调脾扶正，同时针对放疗后的阴伤火燥之证，采用滋养肺胃之阴合清火除痰之法，以麦门冬汤加减以复肺胃之阴而起效。

刘公望认为鼻咽癌化疗后出现全身皮肤瘙痒难忍、汗多、下肢轻度浮肿、按之凹陷、难以复起、下午肿甚等症状表现是风湿热邪袭表所致，方选麻黄连翘赤小豆汤加减。因本病为鼻咽癌化疗后，还有肺热痰阻正虚等证，故用白蒺藜、苍耳子、蝉蜕、苦参等以祛风透表止痒；苍耳子与辛夷宣通肺卫鼻窍；浙贝母清热化痰，散结消肿；同时用了几味清热滋阴凉血止血之品，如绞股蓝、仙鹤草、玄参；针对有水湿之势，用苦参、白茅根等燥湿利水；另用了扶正的何首乌、灵芝以求正气之复。

郭志雄对鼻咽癌化疗后并发发热应用了小柴胡汤，因其症中有时寒时热、口干口苦、心悸心烦、纳差、食入欲呕，这些症状符合小柴胡汤证中典型的往来寒热、口苦咽干、心烦喜呕、不欲饮食等症状表现；另据其化疗后气血阴虚等证，合参麦饮加减一些益肾补虚之品，以求扶正退热之功。

第二章 舌 癌

舌癌是指原发于舌体的恶性肿瘤。舌癌的早期症状不明显，初发时局部可为无痛性，有微隆起或无溃烂之硬结，当病变深入伴感染时可产生疼痛，有半数以上患者多发于舌中 1/3 侧缘处，其余发病部位依次为舌根、舌背、舌底、舌尖部。舌癌初发时局部组织有增厚的斑块、黏膜或黏膜下小结节、糜烂、裂隙，逐渐形成硬结、肿块。肿块中心出现边缘微隆起之溃疡，微痛或无自觉症状。当病变深入浸润周围组织时可出现剧烈疼痛、口臭、涎水外溢、舌运动障碍，甚至出现张口困难等症状。晚期常并发感染、组织坏死、出血发热等症。有 2/3 以上的患者有颈淋巴结转移，其中以二腹肌下颈淋巴结为常见，其次是肩胛舌骨肌上的颈淋巴结和颌下淋巴结。诊断方法有：手指双合诊、舌肿物活检、颈淋巴结检查。

舌癌归属于中医学“舌疳”、“舌菌”、“舌蕈”等疾病范畴。常见证型有火毒瘀结、热盛阴虚、正虚毒瘀等。

案 1 何炎燊四君子合麦门冬汤案

尹某，女，56 岁，2005 年 3 月 7 日初诊。患者患左侧舌癌手术后 1 年。初诊：患者于 2004 年 1 月 6 日出现左舌部溃烂，持续 2 个月余不愈。经广州某医学院病理检查，诊断为左舌部高分化鳞状细胞癌。2004 年 3 月

13日至23日行术前诱导化疗（具体药物不详），未见明显化疗毒副作用。3月30日行左舌部切除术，术后1年来病情稳定，每隔3个月全面检查1次，未见肿瘤复发和新转移灶。2005年3月7日请何老诊治。望其形体中等，面色淡黄，精神尚好，自诉口苦、口干，寐差，胃纳、二便均正常。查其左舌部分已切除，余舌质暗红，苔薄白，脉细。诊其为：舌癌（左舌部高分化鳞状细胞癌）。此为平日操持过度，忧思郁结，肾水不足，不能上济心火，则心火独亢，日久则热毒蕴结，以致舌部血脉瘀阻，结为癥瘕。而手术复加化疗，以致脾胃气阴两虚，心胃虚火上升。法当甘平补益脾胃，养阴降火，抗癌解毒。方拟四君子汤合麦门冬汤加减。处方：

太子参20g，黄芪20g，白术10g，山药20g，生甘草5g，灵芝20g，北沙参25g，麦冬15g，石斛15g，白花蛇舌草15g，蚤休15g，半枝莲15g，八月札20g。水煎服，每日1剂。

复诊：前方随症加减，治之半年，口干、口苦消失，睡眠、胃纳、二便正常，复查未见原发病灶复发以及新转移灶，病情稳定。此乃脾胃气阴渐复，正气日渐旺盛，控制了邪毒的蔓延，继续以前法甘淡和平之品治之，不用峻猛方药，以为久延之计。

摘自：贺兴东．当代名老中医典型医案集·五官科分册．北京：人民卫生出版社，2009：158-159

案2　欧阳琦理中汤案

陈某，男，46岁，药材公司职工。患舌上淋巴瘤已1年，舌体逐渐凸肿，红绛无苔，转动不灵，进食困难，双眼亦感胀，有时痛引头部两侧，妨碍睡眠，深以为苦，并有心烦口渴、尿黄赤等症。与导赤散加夏枯草、天葵子、紫草、浙贝母等凉血清热、软坚散结之品，坚持40多天，舌上肿瘤逐渐缩小，转动较灵活，头项部痛亦缓解。但继见食纳减退，脘胀不适，与酵母片、保和丸之类，仍腹胀食少，而且胀满以午后及上半夜为甚。察其舌已由红绛转为淡红，并感口淡，多涎唾。此血热已尽，中寒复起之候，故用理中汤少加桂枝，3 剂而食纳转佳，4 剂而胀满全消，随以异功散加生地、丹参以善其后。

[**原按**]

《内经》谓“先痛而后中寒者治其本”，此证从舌质红绛转为淡红，午后胀甚，断为脏寒生胀满而非食滞之满，故使用理中以治其本。虽前证系心火心血热所致，改用温补亦未引起复燃之害。

摘自：任继学．中国名老中医经验集萃．北京：北京科学技术出版社，1993：414

结　语

舌癌在中医古籍中以“舌疳”、“舌菌”、“舌蕈”等病名记载。如《医宗金鉴》中记载：“舌疳，其证最恶，初为豆次如菌，头大蒂小又名舌菌。疼痛红烂无皮，朝轻暮重……”《图注喉科指掌》曰：“舌疳之证恶非常，心脾火毒积中央，初如豆大渐如菌，暮重朝轻饮食妨，怒则崩破透腮舌，患延项颌核滋昌，名为瘰疬风难治，百人患此百消亡。”《喉舌备要》中也提到：“舌蕈生舌上，出血不止即不救。”这些古籍文献的记载与西医学舌癌的症状表现、发生发展及预后相似。

舌本属心，舌根与心脉相系。因此，舌病多责于心，多属心火旺。脾脉络于舌旁，肝脉络于舌本，肾津出于舌下。外感邪气，心、肝、脾、肾内伤郁而化火上炎，都能影响到舌。不论是实火或阴虚之火，使火毒郁滞，瘀结于舌都可能致生舌癌。心开窍于舌，因此实火常见心火上炎于舌而致舌癌。《疡医大全》云：“舌蕈属心，多因气郁而生。”《外科集腋》亦云：“舌蕈……乃心火气滞而成。”虚火多因阴液不足，水不能上济于心，而心肝之火上亢于舌，导致舌癌。《谦益斋外科医案》提到：“舌为心苗。肾阴不足，心火肝阳上升，发为舌蕈。"《马培之外科医案》中也指出："肾阴不足，心火肝阳上亢，发为舌癌。"

何炎燊所治舌癌医案为术后调治，其证以阴虚火旺为主。何老认为患者因肾阴不足，不能上济心火，则心火独亢，瘀火结于舌致病，又根据患者口苦、口干、寐差、脉细、舌质红，考虑其术后加化疗，脾胃气阴两虚，虚火上火，故采用清养心脾胃气阴之法，四君子汤健脾益气以扶正，麦门冬汤以清养阴液制虚火，解其阴虚火旺之势，同时加入白花蛇舌草、蚤休、半枝莲、八月札等抗癌之品达到扶正祛邪之目的。

理中汤为一温中调治脾胃之经方，该方与舌癌病因病机中的实火或虚火上炎致病相差甚远，而欧阳琦在治疗舌上淋巴瘤一案用了理中汤，其实为祛邪之后的调脾扶正之治。初诊时欧阳琦针对患者心火瘀结之证以导赤散加夏枯草、天葵子、紫草、浙贝母等以清泻心火，凉血散结，取得良效。但苦寒之品久服必伤脾胃，故在火邪已清而脾虚之时，及时以理中汤这一温中健脾之方加入少量桂枝理中复其脾阳，用药时机得当使患者后天之本得复，正气恢复，而火邪未复燃，充分体现了中医以人为本的治病理念。

第三章 肺　　癌

肺癌是原发于支气管黏膜和肺泡壁的恶性肿瘤。病因主要与吸烟、电离辐射、空气污染、砷和其他有毒环境下工作有关。其临床表现与肿瘤发生的部位、大小、病理类型、病程长短、有无转移和并发症有关，大致有四类：原发肿块、胸内蔓延、远处转移和副肿瘤综合征。常见症状有咳嗽、咯血或痰中带血、胸痛、胸闷等，还应注意一些如气促、喘鸣、局限性肺炎等气道阻塞引起的间接表现。肺癌最常见锁骨上下、颈部和腋下淋巴结转移，可为单个或多个结节，触之坚硬。如有其他部位的转移常会引起相应的肺外表现症状。影像学检查最主要的方法是胸部 X 线检查，另外还可以通过 CT、MRI、PET、纤维支气管镜检查等进行辅助检查。实验室检查常用癌胚抗原（CEA）、β_2 微球蛋白、铁蛋白（FER）、神经元特异性烯醇化酶（NSE）、CA211、CA153 等。

肺癌属于中医学“肺积”、“息贲”、“咳嗽”等范畴。常见的证型有脾虚痰湿、阴虚内热、气阴两虚、肾阳亏虚、气滞血瘀等。

案 1　孙桂芝瓜蒌薤白半夏汤合通宣理肺汤案

左某，男，51 岁，山东某大学讲师，长期接触有毒化学物质。自 1984 年春节后无明显诱因出现胸内刺痛，时发时止，尤在夜间加重，服止痛药片可缓解，曾按冠心病治疗无效，日渐消瘦，2 个月内体重减轻 5kg 多，疲乏无力，胸痛，咳嗽，痰中带血。在当地医院拍 X 线胸片，发现右肺中外部有阴影，周围毛刺状，并有肺门淋巴结肿大。转至北京肿瘤医院行支气管镜检查，活检病理诊断为右肺小细胞性未分化癌，劝其住院治疗。患者恐惧化疗自动出院，于同年 7 月来我门诊中药治疗。初诊主诉：胸痛，胸闷，咳嗽无痰，消瘦，乏力，心悸失眠，脉细稍数，舌质红，苔薄。

辨证：胸阳不振，邪气扰心。

治则：宽胸通阳，宣肺宁心。

方药：瓜蒌薤白半夏汤合通宣理肺汤加减。

瓜蒌 15g，清半夏 10g，薤白 10g，橘红 10g，桔梗 10g，苏梗 10g，浙贝母 10g，款冬花 10g，夏枯草 15g，鱼腥草 15g，延胡索 10g，郁金 10g，草河车 15g，白屈菜 15g，莲子心 10g，甘草 10g。每日 1 剂，水煎浓缩，分 2 次服，连服 7 剂。胸痛好转，胸闷减轻，眠可，食欲增加，精神改善。

二诊：收住院中药加化疗治疗。于同年 8 月开始化疗：1 个周期 VEP 方案，长春新碱（VCR）1mg，静脉点滴中冲入；环磷酰胺 800mg，静脉滴注，均为 1 次 1 周。泼尼松 30mg 2 次/天，每周递减 10mg，共用 6 周。配合中药。X 线胸片检查，肿瘤没有完全消失。建议放疗 5 周，因血象降低在正常以下，肝功能丙氨酸氨基转移酶（ALT）增高停止放疗。共接受放疗量 5000rad，有恶心、食欲不振。放疗期间配合中药滋阴清热，解毒抗癌。处方：沙参 15g，麦冬 15g，天冬 12g，金银花 15g，连翘 10g，板蓝根 15g，生黄芪 30g，生薏苡仁 30g，生地 12g，枸杞子 15g，清半夏 10g，淡竹茹 10g，甘草 10g，一日 1 剂。口干、咽燥有所加重，咳嗽有黄痰。X 线胸片复查，肿物基本消失，两肺纹理增重。为巩固治疗，给予千金苇茎汤合百合固金汤加味。处方：苇茎 30g，桃仁 10g，杏仁 10g，冬瓜仁 10g，生薏苡仁 15g，百合 10g，生地黄 12g，沙参 15g，百部 15g，川贝母 12g，鱼腥草 15g，桔梗 12g，生黄芪 30g，紫菀 10g，败酱草 12g，白屈菜 15g，草河车 15g，配以加味西黄胶囊，辅以气功治疗以调息气血，配合饮食治疗。2年后，患者坚持边治疗边工作，已生存6年半，仍健在。患者坚持气功锻炼，一年四季不间断，并坚持中药巩固。目前复查，除肺纹理增重外，肺门阴影无改变。肝功能已恢复正常。本例提示：小细胞未分化癌从发现到接受化疗相隔近8个月之久，属于肿瘤晚期，经中西医联合治疗，得到临床治愈。

摘自：孙桂芝．常见肿瘤诊治指南．北京：中国科学技术出版社，1991：96-97

案2　洪广祥补元汤合桂枝茯苓丸案

叶某，男，73岁，2005年3月1日初诊。病史摘要：患者2004年健康体检，胸片发现右下肺有一块阴影，高度怀疑为占位性病变。上海某医院进一步检查确诊为右下肺腺鳞癌，并于10月底手术切除肿瘤。未作化疗和放疗。2001年1月因心肌梗死行支架手术。有2型糖尿病病史。症见形体消瘦，气短难续，动则更甚，右胸紧束感明显，偶尔隐痛，胸闷不适，略有咳嗽，少量白痰，饮食、二便尚佳。查其面色及舌质暗红，舌苔薄白，脉虚细略弦。证属高年体衰，术后元气大伤，瘀滞脉络。治宜补益元气，散瘀通络，防止肿瘤转移。方用补元汤（经验方）合桂枝茯苓丸加减。处方：生黄芪30g，党参30g，漂白术15g，白茯苓15g，炙甘草10g，全当归10g，升麻10g，北柴胡10g，广陈皮15g，锁阳15g，山萸肉15g，桂枝10g，桃仁10g，丹皮10g，赤芍20g，薤白10g，胡颓子根20g，肉苁蓉15g，胡芦巴10g。每日1剂。

二诊：服上方30剂，自觉气短乏力有改善，体力增强，病情稳定。患者认为中药改善体质，控制肿瘤转移大有希望，治疗信心倍增。仍守原方随证微调续服。

三诊：2005年9月5日胸片复查报告，除手术致胸膜肥厚外，未见新病灶出现。继守原方调理。

四诊：连续2年胸片复查未见新病变，再次提示病情稳定。活动后胸闷气短症状虽未能消除，但亦未见加重。饮食及睡眠、二便均好，生活自理，状态良好。目前，患者继续坚持中医药扶正抗癌，以期获得更佳的远期疗效。

［原按］

本案为高龄肺腺鳞癌术后患者，曾因心肌梗死而行支架手术，同时患2型糖尿病多年。由于年迈体衰，全身情况较差，故未施行放、化疗治疗，而单纯接受中医药治疗。在治疗过程中始终坚持“扶正抗癌”的治疗原则，努力获取“扶正以祛邪”的最佳效果。补元汤为笔者经验方，该方是在补中益气汤补益宗气的基础上，再加锁阳、山萸肉以补肾壮元，为宗气生成注入生机和活力。补元汤重在补益宗气，即肺脾之气。根据宗气与元气的相互关系，元气由先天之气和后天之气而生成，故在补益宗气的同时，注意补益肾气，有助于元气的化生和滋养，临床实践证明，补元汤对正气虚弱、免疫防御机能下降等相关的慢性疾病有较好疗效。在治疗肺肿瘤、慢性阻塞性肺疾病、支气管哮喘等病证时，常为重要的基础方之一。锁阳又名“不老药”，性味甘温，能补阴扶阳，男女通用。因其疗效神奇，故为历代医家所珍重。现代研究，锁阳既能补肾阳，又能益精血，刚柔相济，双向调节。助阳而不燥，补阴而不腻，是补肾壮元的良药。临床煎剂常用量为15~30g。山茱萸酸涩微温质润，既能补阳气，又能补阴血，长于纳气固脱，涵阴敛阳。其性能特点与锁阳相近，均为刚柔相济，双向调节药。笔者体会锁阳、山茱萸与补中益气汤相配合，还有助于肺功能的改善，生活质量的提高，全身状态的调整，对遏制肿瘤的转移，有着不可忽视的重要作用。

摘自：洪广祥．论中医药治疗肺癌．中医药通报，2007，6（2）：5-8

案3　洪广祥补中益气汤合桂枝茯苓丸案

付某，女，62岁，2005年5月31日初诊。患者2002年8月行右肺腺癌部分切除，术后化疗6次。于2004年1月复查右肺腺癌复发，又于同年2月行右肺全切除，未作放、化疗，于5月份起单纯接受中医药治疗。治疗经过：初诊症见颜面虚浮，形体瘦弱，食欲一般，神疲乏力，气短不足以息，右胸部手术刀口处疼痛麻木，二便平，舌质偏红暗，舌苔白，脉象虚数。证属气虚挟瘀，术后元气更伤，经络气血运行不利。治宜益气行瘀，调畅气机。方用补中益气汤合桂枝茯苓丸加减。处方：生黄芪30g，党参30g，白术15g，炙甘草10g，升麻10g，北柴胡10g，陈皮10g，桂枝10g，茯苓15g，丹皮10g，赤芍20g，桃仁10g，神曲10g，炒山楂30g，炒麦芽30g。每日1剂，水煎服。患者服药后自我感觉良好，神倦减轻，饮食亦有改善。上述主方加减服用2年余，病情稳定。期间偶有感冒，或胆囊部位不舒，手术刀口隐隐作痛，一般在主方基础上稍作调整，保持处方大局稳定，以坚持扶正抗癌，控制复发。目前仍在连续服药治疗，进一步观察远期疗效。分别于2006年和2007年3月复查。胸部正侧位片：右全肺切除术后改变，左肺正常未见实变影。B超：胆囊多发结石，肝、脾、腹、双肾、腹膜后、腹腔、双肾上腺未见异常。体重增加，肌肉丰满，面色华润，饮食及二便、睡眠均正常。患者对中医药疗效甚为满意。

[原按]

肺癌的病因多为虚、瘀、痰、毒四个方面，其中以虚为本，痰瘀毒邪为标。病位在肺，常累及脾肾。肺癌是因虚而得病，因虚而致实，是全身属虚，局部为实。治疗应坚持“扶正祛邪”和“扶正抗癌”的原则，切忌单纯的“以毒攻毒”和大肆攻伐、损伤正气的治疗方法。本案西医首次已行手术和化疗，但又复发而行二次手术，右肺全切除。手术和放、化疗虽然是西医治疗肿瘤首选的治疗手段，但没有解决好人与病的关系。“以人为本”和“治人与治病”相结合，是中医的一大特色和优势，要予以高度重视和科学应用。从本案的治疗过程分析，在配方择药上充分发挥了中医药治疗肿瘤的特色，始终坚持“留人治病”和“扶正抗癌”的原则，因而获得了较好的临床疗效。前已述及，“虚”是肿瘤发病的基础，二次手术又大伤元气，放、化疗毒副作用既伤阳又损阴，从而加重了元气的损伤。《内经》云：“邪之所凑，其气必虚。”正气虚损是引发肿瘤转移和复发的重要原因。因此，该患者全程服用补中益气汤以补益中气、补脾强肺、补土生金，从而增强免疫调节功能，遏制肿瘤的复发和转移。另一方面，气虚可致瘀，瘀是肿瘤邪实的主要表现。瘀阻血络易形成瘀滞凝结，是癌块形成的病理基础，桂枝茯苓丸为《金匮要略》治“妇人宿有癥病”的名方，由桂枝、桃仁、茯苓、丹皮、芍药等药组成，有“化瘀消癥”之功效。日本非常重视本方剂的临床应用，笔者亦常用于内科范围的瘀血见症。该方具有良好的活血化瘀、缓消癥块的功效。笔者常与扶正调理方药配合，治疗恶性肿瘤之化瘀消癥有较好效果，长期服用未见有不良反应，但对有出血倾向者不宜使用。方中君药桂枝是配方择药之关键。桂枝辛温，具辛散温通，助血运行，消癥散结，统率诸药直达病所之功效。药理研究结果提示，该方有良好的抗炎、免疫调节、抗血栓、改善血流、抗肿瘤等广泛的药理活性。由此说明，桂枝茯苓丸配方不仅可用于妇科，也可以广泛用于各科瘀血见症。“知常达变”是古方新用的指导原则。

摘自：洪广祥．论中医药治疗肺癌．中医药通报，2007，6（2）：5-8

案4　许建中六味地黄丸合麻杏石甘汤案

曹某，男，65岁，2005年10月21日初诊。发现肺癌半年，喘憋、气短加重1个月。初诊：患者2年前无明显诱因出现喘憋、气短。就诊于人民医院，诊断为肺癌，患者拒绝手术及化学治疗，间断口服汤药治疗，疗效不明显。近1个月喘憋加重，今日来我院就诊。刻下症见：喘憋、气短，动则加剧，伴腰痛，胁肋胀满，手足心热，纳、眠差，二便尚调。听诊：双肺呼吸音粗，可闻及干啰音，查其舌红，苔薄少津，脉细。诊为肺癌，肺肾阴虚，痰瘀阻滞型。患者老年男性，肺肾两虚，正气不足，易感外邪，痰瘀阻肺，气机不畅，肺之宣降失常，则见喘憋、气短，动则加剧；肺肾阴虚，可见腰酸，手足心热，眠差。治以养肺益肾，活血化瘀，宣肺平喘。方拟六味地黄丸合麻杏石甘汤加减。处方：生、熟地各10g，山药10g，山茱萸12g，麦冬15g，陈皮15g，半夏10g，胆南星12g，竹茹12g，麻黄6g，杏仁12g，生石膏20g，龙葵12g，半边莲12g，山慈菇10g，蜂房12g，丹参20g，川贝母12g，百部15g，款冬花15g，紫菀10g，浙贝母20g，当归15g，焦山楂15g，虎杖20g。7剂，水煎服，日1剂。嘱畅情志，避风寒。

复诊：服上方7剂后，咳喘、气短症稍有好转，咯痰量亦减少，效不更方，上方略作加减，连服40余剂后，咳喘、气短症状有较明显好转，后上方略加减制成丸药，隔日服用，至今已3个月，病情稳定。

摘自：贺兴东．当代名老中医典型医案集·中册·内科分册．北京：人民卫生出版社，2009：440

案5　郭志雄旋覆代赭石汤合平胃散案

刘某，女，58岁，2007年6月24日初诊。主诉：发现右肺癌1个月，频繁恶心呕吐1周。1个月前患者因胸痛经CT、纤支镜检确诊为右中心性肺癌（中分化腺癌）$T_3N_2M_0$，ⅢA期。1周前在省肿瘤医院予TC方案（紫杉醇210mg +卡铂400mg）化疗1次，患者即出现恶心呕吐，嗳气，厌油，口苦，神疲乏力，纳差，眠差。先后予格拉司琼、胃复安、吗丁啉等治疗无效，患者呕吐频繁，无法进食，其家属诉求中医治疗。症见：背入诊室，面色苍白，神疲乏力，声低懒言，频繁干呕，偶见吐出黄绿色及涎沫样液体，舌淡胖，边有齿痕，苔白厚腻，脉涩细数。证属脾胃气伤，中焦痞塞。治宜健脾和胃，降逆止呕。予旋覆代赭石汤合平胃散加减。处方：旋覆花 10g（包煎），西洋参 10g，生姜 5g，代赭石 15g（先下），法半夏 15g，大枣 10g，甘草 5g，苍术 15g，陈皮 10g，厚朴 15g，砂仁 10g（后下），白蔻仁 10g（后下），茯苓 15g。4 剂，每日 1 剂，同时予西医补液对症治疗。4 日后复诊，扶入诊室，诉呕吐次数明显减少，能进流质饮食，仍厌油，口苦，腹胀。上方加黄连 5g，桂枝 10g，吴茱萸 5g，续服 7 剂，呕吐停止，饮食基本恢复，能顺利进行下一周期化疗。

摘自：向生霞．郭志雄主任医师运用经方治疗肿瘤兼证举隅．中国中医急症，2010，19（12）：2085-2087

案 6　刘伟胜苇茎汤案

王某，男，60 岁。患者慢性咳嗽多年，每于冬季加重。症见：咳嗽，痰黄稠带血，右胸背疼痛，间歇性发热，体重减轻，食欲不振，心烦失眠。1994 年 4 月 12 日在广州某医院经 CT 检查，提示为右肺中叶外段高密度病灶，约 2. 5cm×2. 8cm。曾用过多种抗生素，病情未见好转，拒绝手术切除，遂在市内各大医院内科治疗，病情亦未见好转，故来我院要求中药治疗。

初诊：1994 年 5 月 3 日，距发病已 4 个月余，患者来广东省中医院诊治。症见：时有发热，痰黄带血，右胸背痛，消瘦，心烦失眠，双膝关节肿大、疼痛，便秘，舌苔黄腻，脉滑数；纤维支气管镜检查及刷检均提示肺癌并找到癌细胞。

辨证：热毒炽盛，痰瘀互结。

治则：清热泄肺，活血化瘀解毒。

方药：苇茎 18g，杏仁 15g，桃仁 12g，冬瓜 30g，薏苡仁 30g，鱼腥草 25g，白花蛇舌草 30g，半枝莲 30g，半边莲 30g，黄芩 15g，三七末 3g（冲服），全蝎 6g，蜈蚣 4 条。每日 1 剂，水煎 2 次，分 2 次服。连服 1 个月。

同时服用院内制剂消积饮 50ml，每日 2 次；西黄丸 3g，每日 1 次。

二诊：1995 年 6 月 20 日，发热已退，胸痛减轻，痰白，间有血丝痰，膝关节肿痛减轻，食欲改善，舌质淡，舌边有齿痕，苔白腻，脉沉缓。证属肺脾两虚，瘀毒未净，治宜：健脾益气，活血化瘀，软坚散结，解毒。处方：党参 25g，白术 15g，法半夏 15g，丹参 20g，桃仁 10g，莪术 15g，全蝎 6g，蜈蚣 4 条，猫爪草 30g，桔梗 12g，陈皮 6g。共服 60 剂。消积饮 50ml，每日 2 次。

此后 2 年，每周来门诊 1 次，坚持每天服药，消积饮为必服之品，其余视情况而定加减，病情逐渐好转。1996 年 10 月，胸片复查双肺未见病变，追访至今已近 4 年，未见复发及转移。

[原按]

患者有肺癌家族史，因害怕手术可能导致死亡，所以决心用中医治疗，从不间断服药。初期以攻邪为主，常以清热解毒、活血化瘀、以毒攻毒三法则联合应用；后期病灶消失则改为以健脾益气、扶正固本（滋养肝肾）为主要治则，将提高机体免疫力、预防复发作为治疗目的。

摘自：刘伟胜，冯维斌．中医肿瘤、呼吸病临证证治．广州：广东人民出版社，1999：45-43

案 7　张学文葶苈大枣泻肺汤案

赵某，男，48 岁。2006 年 2 月 18 日初诊。胸闷、气短 20 余天，双上肢肿胀 2 周。初诊：20 余天前自觉胸闷、气短，在某县医院查胸片发现大量胸腔积液，先后抽取胸腔积液 3 次，共 600~800ml。胸腔积液化验示：蛋白阳性。无咳嗽，发热现象，遂转至某肿瘤医院诊治，拟诊为右肺癌及纵隔、双腋窝淋巴结转移，右肺下叶肺不张。住院治疗半个月，胸闷、气短减轻。出院前 1 周出现双上肢肿胀，症见：胸闷、气短明显，不能平卧，双上肢肿胀，无咳嗽、咯痰及发热；神志清，精神较差，活动自如，面色较晦黯，口唇紫黯；纳食差，夜寐差，大、小便正常；舌质暗红，舌苔厚腻，舌下布满瘀点，脉沉弱。诊为肺癌（痰瘀胶结，浊毒滞络证）。治宜宽胸理气，活血利水。方选葶苈大枣泻肺汤加减。处方：葶苈子 20g，大枣 10 个，茯苓 12g，白花蛇舌草 15g，乌梢蛇 10g，瓜蒌 15g，白芥子 10g，地龙 10g，薤白 10g，焦三仙各 15g，桃仁 10g，黄芪 15g，白茅根 15g，川牛膝 15g，白术 12g。7 剂，水煎服，日 1 剂。

复诊：服药后诸症均明显减轻。时觉右肩关节针刺样疼痛，疼痛时伴有汗出；纳食、夜寐可，大、小便正常。上方加三七末 3g（冲服），薏苡仁 30g，姜黄 10g。10 剂，水煎服。药后双上肢肿胀减轻，偶有气喘，肩关节仍稍感疼痛。在前方基础上加延胡索 15g，甘草 6g，蛤蚧 1 对。15 剂，水煎服。随访好转。

摘自：贺兴东．当代名老中医典型医案集·中册·内科分册．北京：人民卫生出版社，2009：446-447

案 8　郭志雄葶苈大枣泻肺汤合泽漆汤案

韦某，女，69 岁，2008 年 5 月 10 日初诊。主诉：发现右肺癌 2 个月，进行性咳嗽气促 1 个月。2 个月前体检 CT 发现右上肺占位，右胸腔积液，其家属考虑年事已高，未做放化疗。1 个月前因咳嗽气促在当地医院行胸腔穿刺抽液 1 次约 400ml，胸腔积液病检发现癌细胞，未明确细胞类型。抽液后症状有减轻，数日后咳嗽气促明显加重，以致夜间不能平卧。症见：面色萎黄，气促貌，喉中有痰，咯白色泡沫痰，纳差，眠差，舌淡苔白腻，脉沉弦。证属饮停胸胁，肺气不宣。治宜逐水祛饮，降气化痰。予葶苈大枣汤合泽漆汤加减。处方：泽漆 15g，紫菀 20g，黄芩 15g，人参 10g，甘草 5g，葶苈子 30g，大枣 10g，桂枝 10g，生姜 6g，法半夏 15g，白前 15g，陈皮 10g，茯苓 15g，紫苏子 15g，杏仁 10g，甘遂 2g（后下）。7剂，每日 1 剂。1 周后复诊，诉气促、咳嗽有减轻。上方减葶苈子为 25g，加白芥子 6g，续服 15 剂，期间胸腔抽液 1 次，以后未再抽液，一直在门诊口服中药，至今患者仍健在。

摘自：向生霞．郭志雄主任医师运用经方治疗肿瘤兼证举隅．中国中医急症，2010，19（12）：2085-2087

案 9　沈继泽苓桂术甘汤合麻杏石甘汤案

施某，男，60 岁。1998 年 11 月 9 日初诊。病患右侧支气管肺癌伴右侧恶性胸腔积液，在不足 1 个月内行 8 次胸腔穿刺放液，共抽取胸腔积液计 6000ml。刻下咳嗽，咯痰量少色黄，胸闷而胀，纳可，便溏，面浮，舌苔薄白，质紫有裂纹，脉细滑。证属脾阳虚弱，水饮内停，痰热郁肺，瘀血阻滞。治宜清化痰热，温阳利水，活血化瘀。方选苓桂术甘汤合麻杏石甘汤加味。处方：茯苓、桂枝、炒白术、杏仁、炙黄精、法半夏、炙水蛭、泽兰、泽泻各 10g，川贝母 10g，炙甘草 3g，炙麻黄 8g，生、炙黄芪各 30g。服 7 剂后，胸闷胀未作，胸腔积液未抽，以原方加干姜 5g，继服 7 剂，自觉胸闷胀除，摄胸部正位片示胸腔积液消失。继以前方为基础，随证加减，巩固治疗。

[原按]

肺癌胸腔积液属于痰饮病中“悬饮”范畴，饮邪形成的主要原因是脾阳虚弱，不能运化水液，水停为饮。苓桂术甘汤既可温运脾阳，又可利小便，标本兼顾。伍用活血利水之品，既可活血化瘀，又可助苓桂术甘汤利水祛饮。由于本病尚有痰热郁肺证，故合麻杏石甘汤、半贝丸清肺化痰。本案妙在抓住“脾为生痰之源”，而以苓桂术甘汤从本治饮为主。

摘自：严敏，赵文斌．经方加味治疗肿瘤验案4则．陕西中医，2000，(1)：24-25

案10 沈继泽麻黄附子细辛汤合芍药甘草汤案

卢某，男，60岁，1998年4月17日初诊。病史1年，因咳血经摄片诊断为肺癌，去年8月行左上肺切除术（左上肺中央型肺癌，中等分化），曾化疗4次。去年11月出现左上肢疼痛，目前又自感腰痛且冷，ECT检查为骨转移。平素脾气暴躁，易怒。刻诊以腰部及两胁疼痛为甚，大便干燥，甚则带血，舌苔花剥、质紫，脉细滑。证属肝阴不足，肾阳虚衰，阴寒内盛。治宜先柔肝缓急止痛，再议温肾散寒。处方：炙黄芪30g，当归身、川芎、穿山甲、炙蜣螂、制香附、延胡索、炙全蝎、杜仲、细辛各10g，每日1剂；另炒白芍20g，炙甘草6g，每日2剂，每6小时服1次。4天后两胁疼痛消除，惟腰椎疼痛入夜难忍，苔薄质紫，脉细滑。前方去香附、延胡索、全蝎，加炙麻黄8g，淡附子6g，杜仲、乌梢蛇、生地各20g，川断、金毛狗脊各20g，改细辛12g，每日1剂。另炒白芍25g，炙甘草7g，每日2剂。药后腰痛减轻，纳增，前方原法再进7天，胁痛、腰痛全部消失。

［原按］

两胁为肝所主，腰为肾所主。患者以腰部及两胁疼痛为甚，提示病在肝肾，又平素脾气暴躁，易怒。“易怒伤阴”，导致肝阴不足，即患者素体肝阴不足；腰痛且冷，而舌质紫，乃肾阳虚衰，阴寒内盛证，然此时当以肝阴血不足为急。故先重用芍药甘草汤加养血疏肝之品以养血柔肝，缓急止痛。胁痛除而腰痛入夜难忍，质紫，阴虚之证已缓，治法转为温肾散寒为主，故原方去疏肝之品而加用麻黄细辛附子汤以及川断、金毛狗脊等以温肾散寒通络，药后腰痛明显减轻。盖白芍味酸入肝，功能养血柔肝、缓急止痛，配甘草能酸甘化阴而补肝阴，故两胁疼痛消除。

摘自：严敏，赵文斌．经方加味治疗肿瘤验案4则．陕西中医，2000，(1)：24-25

结　语

肺癌为肺中之有形之肿物，在中医文献中记载常见为“肺积”、“息贲”。《难经·五六难》中提到：“肺积之名曰息贲……令人洒淅寒热，喘咳，发生肺痈。”《济生论》记载：“息贲之状……喘息奔溢，是为肺积……其病气逆，背痛少气，喜忘目瞑，腹寒皮中时痛，或如虱缘，或如针刺。”肺癌见证多为邪实正虚，因病情及患者的体质不同，邪实和正虚的程度各不相同。治则是扶正祛邪，至于以扶正兼祛痰、理气或是活血则因病情而异。

肺主宣发肃降，主一身之气，痰、瘀、热邪皆能影响肺的气机。瓜蒌薤白半夏汤常用于痰阻气滞、胸阳不振的胸痹，孙桂芝治疗右肺小细胞性未分化癌一案中辨其证为胸阳不振，邪气扰心，借瓜蒌薤白半夏汤宽胸通阳之法进行加减应用；后患者化疗后证已转为阴虚痰热，孙桂芝则改用千金苇茎汤合百合固金汤加味以祛邪为主兼以滋阴扶正治疗，在这一重证肺癌患者的治疗中取得良好疗效。

洪广祥在治疗肺癌时强调以人为本，努力“扶正以祛邪”达到最佳效果。治疗时以补气为扶正要法，合用桂枝茯苓丸散瘀通络祛邪。肺主一身之气，体弱患肺癌者大补宗气，即肺脾之气，在临床上有较好疗效，故其在治疗中以补中益气汤及补元汤为补之主方。另在补气同时配合桂枝茯苓丸之活血化瘀通络以祛邪，气行使血行之效更佳，这在肿瘤治疗中值得借鉴。

对于肺癌出现痰瘀阻肺、肺气不宣者可以考虑宣肺祛痰以治其标。许建中应用麻杏石甘汤清热宣肺祛痰，同时加入龙葵、半边莲、山慈菇等具有抗癌作用的清热解毒药，并针对患者的肾阴虚合用了六味地黄丸，取得良好疗效。中焦脾胃为后天之本，气血生化之源，对于肺癌化疗中出现的一些药物反应，如呕吐一症为脾胃受损，郭志雄予旋覆代赭石汤合平胃散加减。脾胃功能恢复，正气得已固护，能有助于化疗等邪正并损之法的实施。苇茎汤是治痰热阻肺之要方，刘伟胜根据患者肺癌早期热毒炽盛，痰瘀互结，在苇茎汤的基础上加入白花蛇舌草、半枝莲、半边莲等抗癌药，并用全蝎、蜈蚣和三七活血入络，以毒攻毒，取得良好疗效。

肺癌出现胸腔积液与水饮有关，多为凶险之征，须急攻其邪。“血不利则为水”，故在治疗中常配合活血化瘀药以增利水之效。常以葶苈大枣泻肺汤为主方泻肺之水邪。脾虚常水湿内生，且健脾利水功能受损则加重水饮水湿内停。沈继泽治疗肺癌胸腔积液以苓桂术甘汤温运脾阳，又可利水，并合用麻杏石甘汤清肺化痰，同时配伍炙水蛭、泽兰活血之品共祛痰水之邪。

肾主骨，肺癌骨转移则必与肾虚相关。沈继泽在治疗该病时抓住患者疼痛部位在腰部及两胁，结合其平时易怒，辨为患者素体肝阴不足；又见腰痛且冷，而舌质紫，辨为肾阳虚衰，阴寒内盛证。治疗上以芍药甘草汤加减以养血柔肝，缓急止痛治其标。而肾阳虚寒凝为疼痛之本，故治疗时以麻黄细辛附子汤以及川断、金毛狗脊等以宣肺温肾散寒通络止痛。案中沈继泽从疼痛部位辨证入手，以补肾温通为根本，取得了良好疗效。

第四章 食管癌

食管癌是发生于下咽部到食管胃结合部之间，起源于食管黏膜上皮细胞和腺上皮细胞的恶性肿瘤。其病因目前尚不清楚，大多数学者认为与地域因素、饮食习惯及遗传易感性等有关。临床症状表现：轻者为胸骨后不适，烧灼感或疼痛，食物通过有滞留感或轻度梗阻感，咽部干燥或有紧缩感。重者可见持续性、进行性吞咽困难，咽下即吐，吐出黏液或白色泡沫稀痰，严重时伴有胸骨后或背部肩胛区持续性钝痛，呕血或大便带血，进行性消瘦等。因长期摄食不足可导致明显的脱水、营养不良、消瘦等恶病质，亦可有左锁骨上淋巴结肿大或因癌肿扩散转移引起的其他表现，如压迫喉返神经可致声嘶，骨转移引起疼痛、肝转移引起黄疸等。影像学诊断中，目前普遍采用气钡双重造影法，其在确定病变范围、病变与全胃的关系、病变的表面性状等方面有独特优势。进一步影像学诊断还可做食管镜、超声内镜、CT 等检查。细胞学诊断采用食管细胞采集器进行分段拉网细胞学检查，诊断食管癌的阳性率可达 90%以上。食管脱落细胞学检查结合 X 线钡餐检查可作为食管癌的诊断依据。食管癌分为鳞状细胞癌、腺癌、小细胞未分化癌和癌肉瘤。晚期食管癌可分为髓质型、蕈伞型、溃疡型和缩窄型。

食管癌归属于中医学“噎膈”、“反胃”、“积聚”等范畴。常见证型有痰气互阻、血瘀痰滞、阴虚内热、气虚阳微等。

案1 裴正学大承气汤合三黄泻心汤、启膈散案

张某，男，56岁，庚辰二月初诊。吞咽困难3个月，伴胃脘胀满，经钡餐、胃镜检查确诊为食管上段鳞癌、萎缩性胃炎并肠化、幽门螺杆菌阳性。曾经^{60}钴照射共20次，吞咽功能较前略有好转，能进食牛乳及茶水，但胃脘胀满较前加重而前来求治。来诊时除上述症状外，并见大便秘结，小便赤涩，舌质红，苔黄厚腻，脉沉弦数。方用大承气汤合三黄泻心汤、启膈散加味。处方：大黄10g，黄连3g，黄芪10g，枳实10g，厚朴10g，芒硝10g，茯苓10g，郁金6g，丹参10g，丹皮10g，木香10g，浙贝母10g，砂仁6g，杵头糠20g，荷叶10g。水煎服，每日1剂。服药10剂，患者吞咽功能明显好转，能进食面条、面包及饼干等，大便通畅，小便转清，胃脘胀痛亦明显减轻，舌苔变薄。前方去芒硝，加生地12g，山药10g，泽泻10g，水煎服，每日1剂。10剂后吞咽功能进一步好转，胃脘胀痛消失，舌红苔薄黄微腻。处以六味地黄汤、三黄泻心汤、丹参饮、启膈散之合方。处方：大黄6g，黄连3g，黄芪10g，干姜6g，半夏6g，丹参10g，木香6g，砂仁6g，生地12g，山药10g，丹皮10g，茯苓10g，泽泻10g，郁金6g，浙贝母10g，荷叶蒂10g，粳米20g。水煎服，每日1剂。

辛巳3月，患者来诊，谓服上药90余剂，诸症全消，在当地行钡餐、胃镜检查病灶消失。嘱患者用前方10剂之量，碎，炼蜜为丸，每丸6g重，日服3次，每次1丸，饭后温开水冲服，以善其后。

[原按]

此例之治愈亦属奇迹。三黄泻心汤、大承气汤合用治标对症之方也，六味、启膈、丹参饮合用有扶正治本之意。笔者认为在放疗的同时，采用中药治疗，其疗效远较单纯放疗更好。

摘自：张惠芳．裴正学教授治疗食管癌验案举隅．国医论坛，2003，18（2）：11

案2　陈瑞春柴胡疏肝散合小陷胸汤案

喻某某，男，68岁，省林业厅退休干部，1998年6月19日初诊。诉进食梗阻感2个月余，甚时食入即吐，并夹有较多痰涎，伴有消瘦，体重减轻5kg。素来食欲较旺，喜食香燥厚味之品，近期略有减少，睡眠、两便均正常，肺癌术后11年。1998年4月胃镜检查示食管癌、食管炎；钡餐示：食管中下段癌。因拒绝手术和西药治疗而就诊。察其舌质淡红偏暗，苔薄黄腻，脉细弦。予柴胡疏肝散合小陷胸汤加味。处方：柴胡10g，赤芍15g，枳壳10g，炙甘草5g，川芎6g，香附10g，黄连5g，法半夏10g，瓜蒌壳15g，代赭石15g，旋覆花10g，郁金10g，陈皮10g。每日1剂。半个月后能进软食，尚有梗阻感，守方加全蝎3g、僵蚕10g、地龙10g。再服15剂后，饮食增加，痰涎减少。嗣后以上方略事增损又治月余，其间曾腹泻1次，多秽浊黏腻之物，且感轻松舒适，每餐进软食150~200g，无梗阻，无呕吐。易以柴芍六君加枳壳、郁金、香附、旋覆花、代赭石、全蝎、蚤休、三七、僵蚕、地龙等治疗月余，症无反复，能与家人共同进食，体重增加，精神好转，无所苦而停药观察。

[原按]

本案经胃镜、钡餐检查已明确诊断，在服中药前病情日进，以致不能进食，食入即吐，并伴有体重下降。服中药2个多月症状逐渐缓解，体重增加，疗效显著。陈教授认为此病属中医学“噎膈”范畴，与其平素饮食不节、恣食厚味有关，食损脾胃，脾失健运，湿聚成痰，痰阻气机，气逆不降，故饮食梗阻，呕吐痰涎。治拟理气化痰、散结解毒、和胃降逆，与病机相合，故能取效。

摘自：梁银秀．陈瑞春治肿瘤医案选．江西中医药，2000，31（1）：4

案3 沈继泽薏苡附子败酱散案

丁某，女，74岁，1998年9月14日初诊。1个月前诊断为食管上端癌，10月27日上消化道钡透见浸润性溃疡，环绕食管腔，表面污秽，有自发出血。刻诊：纳食梗阻，食后即吐，便干，背痛及胸，舌苔薄质红，脉细滑。证属热毒壅盛，胃气上逆，阴液亏损。治宜清热降逆滋阴为主，方选薏苡附子败酱散加味。处方：败酱草、茯苓各20g，附子3g，炒薏苡仁、川朴、法半夏、白花蛇舌草各30g，生大黄、麦冬、枳实、石斛、䗪虫各10g，北沙参15g，炙甘草3g。另以锡类散、蜂蜜调服。7剂药后，背痛、纳梗明显减轻，惟便干数日未行，前方加风化硝10g（冲服），继进7剂，大便通畅，半流食进之不梗，后以原方加炒扁豆30g为基本方随症加减，现已能食米饭。

[原按]

本案食管癌局部溃破，表面污秽，且背痛及胸，乃热毒壅盛，蒸腐血肉所致，故以清热解毒祛腐之薏苡附子败酱散为主方；腑以通为用，故佐以半夏厚朴汤等以降胃气，并以沙参、石斛、麦冬、扁豆滋补脾胃之阴液。锡类散局部用药以生肌，促进创面愈合。

摘自：严敏，赵文斌. 经方加味治疗肿瘤验案4则. 陕西中医，2000，(1)：24-25

案4 裴正学六味地黄汤、半夏泻心汤合托里透脓散案

徐某，男，50岁，甲子秋初诊。胃脘胀满、吞咽困难月余，经钡餐、胃镜检查确诊为食管中段腺癌，因患者经济比较困难，要求服用中药，回农村家中调养。诊见舌红，苔黄厚腻，尺脉弱，关脉弦。乃据症处方：生地12g，山药10g，丹皮6g，茯苓10g，泽泻10g，黄连6g，黄芩10g，半夏6g，干姜6g，党参15g，丹参10g，木香3g，草蔻3g，黄芪30g，制乳

香、没药各3g，穿山甲10g，皂角刺6g。水煎，取汁800ml，分4次2日服完（即每日2次，每次200ml，于早晚饭后服）。经年后，患者来诊，谓上方坚持服用300余剂，目前已无任何不适感，观其颜面红润，体格健壮，无吞咽困难及胃脘不舒，钡餐透视无阳性发现。胃镜检查：食管中段未见异常，慢性浅表、萎缩性胃炎。此例之治愈实属奇迹，余问患者何以能坚持服药数载？答曰：先是服药10余剂，自觉服后舒服，饮食稍能流通，1年后病情明显好转，于是信心倍增，故能坚持服药至今。

[原按]

上方乃六味地黄汤、半夏泻心汤、托里透脓散之合方。六味地黄汤扶正固本，半夏泻心汤泻火燥湿、行气宽中，托里透脓散结软坚活血、扶正散瘀。诸方合用，共奏治顽克癌之功效，久服不辍，因获大功。

摘自：张惠芳．裴正学教授治疗食管癌验案举隅．国医论坛，2003，18（2）：11

案5　沈继泽吴茱萸汤案

刘某，男，49岁，1998年1月4日初诊。病历3个月余，手术治疗20天，诊断为食管下段癌。刻诊：形瘦而萎黄，只能进半流质饮食，纳馒头类食物噎膈较著，甚则呕吐痰涎，嗳气不畅，舌淡有紫斑，苔薄腻水滑，右颈淋巴结肿大，触之3枚，大小不等，便解尚可。证属中阳不足，痰饮内停，胃气上逆，治宜温中降逆化饮为主。方用吴茱萸汤加味。处方：淡吴茱萸6g，沉香片7g，干姜8g，炙甘草3g，法半夏、茯苓各15g，桂枝、炙鸡内金、炒白术、党参、川朴、枳实各10g，炙蜈蚣8条。7剂后，纳食梗阻1周仅出现1次，余尚可。前方改茯苓20g，干姜10g，法半夏20g，沉香片8g。继进7剂，噎膈逐渐减轻，偶有痰涎呕出。上方改法半夏、茯苓各25g，沉香10g，干姜12g。又进7剂后，纳食未噎，气亦畅。原方改茯苓、法半夏各30g，干姜18g，加赤、白芍各10g，麦冬5g。再进7剂，药后能吃米饭，右颈部淋巴结触之仅剩1枚，约黄豆大。后以前方为基本方随症加减，病情逐渐好转。

[原按]

食管癌属于中医学“噎膈”范畴，常以开郁理气，滋阴润燥为原则。而本案以中阳不足，痰饮内停，胃气不降为主要病机，故治以温中化饮，降逆为主。吴茱萸汤温中降逆，苓桂术甘汤温阳利水，二者同用，共奏温阳化饮降逆之功。因腑以通为用，以降为顺，故用半夏、沉香、川朴、枳实以助降逆之力，药证相符。

摘自：严敏，赵文斌．经方加味治疗肿瘤验案4则．陕西中医，2000，(1)：24-25

案6　周仲瑛己椒苈黄丸合葶苈大枣泻肺汤案

刘某，男，患食管癌。7个月前饮食不顺，逐渐加重，查胃镜示食管中段癌，后行手术治疗，病理不详。诊见：纳差，胃胀，胸闷，气急，咳嗽，咳痰不多，口干，饮食吞咽时咽喉不顺，曾见吐酸，大便偏软，舌红、苔中部块状腐腻，脉濡滑。胸部CT及B超检查显示：左侧胸腔大量积液。证属痰瘀阻胃，肝胃不和，饮停胸胁，脾运不健，气阴两伤。己椒苈黄丸合葶苈大枣泻肺汤出入。处方：黄芪、白术、泽兰、泽泻、炙刺猬皮、葶苈子、泽漆各15g，煅瓦楞子、肿节风、炙桑白皮20g，法半夏、汉防己各12g，白芥子、紫苏子、莱菔子、藿香、紫苏叶、南沙参、北沙参、陈皮、神曲各10g，花椒、黄连、吴茱萸各3g，商陆根6g。每天1剂，水煎服。

二诊：咳嗽，无痰，胸闷减轻。B超复查显示胸腔积液减少，吞咽仍不畅，大便每天1次。仍守前法进退。

[原按]

己椒苈黄丸原治水饮停聚，水走肠间之证。《金匮要略》曰：“腹满，口舌干燥，此肠间有水气，己椒苈黄丸主之。”方中汉防己泻血中湿热，而利大肠之气；花椒，椒之核也，椒性善下，而核尤能利水；葶苈子泻气闭而逐水；大黄泄血闭而下热。周教授认为，恶性肿瘤晚期，痰、瘀、水、热诸邪互结，水道不利，留而成饮。但晚期肿瘤多邪实伤正而见虚实杂夹之候，大黄一物，泻热祛瘀通便，有虚虚之虞，故将其易为黄芪，一药之差，治法则异。周教授常以此方出入治疗恶性胸腔积液和腹水，每多良效。

摘自：霍介格．周仲瑛教授运用经方治疗肿瘤验案5则．2009，41（2）：119-120

案7 周仲瑛旋覆代赭汤合左金丸案

黄某，女，74岁，2006年4月20日初诊。2004年夏天出现饮食吞咽不利，进行性加重。

初诊：吞咽梗阻，进食固体食物时明显，流食尚可咽下，伴胸膈痞闷，恶心欲呕，泛吐痰涎，口干。今年3月CT示：食管中部占位性病变；胃镜示：食管癌；病理：中分化腺状细胞癌。曾化疗18次。刻下舌暗红，苔薄黄腻中部少苔，脉细滑。诊为：噎膈（食管癌放疗后）痰气瘀阻证。此为气郁、痰阻、血瘀三者兼杂，加之多次化疗，耗气伤阴，胃失和降，而成虚实夹杂之证，故出现吞咽梗阻，恶心呕吐，胸膈痞闷，泛吐痰涎，口干欲饮等痰气瘀阻，津气两伤，和降失司证候。治以和胃降气，化痰祛瘀，益气生津，解毒抗癌，方拟旋覆代赭汤和左金丸加减。处方：旋覆花5g（包），代赭石25g，法半夏10g，黄连3g，吴茱萸3g，肿节风20g，桃仁10g，失笑散10g（包），南、北沙参各10g，大麦冬10g，太子参10g，丹参15g，公丁香5g，炙刺猬皮15g，煅瓦楞子20g，独角蜣螂2只，蜈蚣3条，威灵仙15g，白花蛇舌草20g，石打穿20g，红豆杉15g。14剂，水煎服，日1剂。嘱少量多次，频频而服；忌食辛辣、刺激性食物及海鲜等发物。

二诊（2006年5月4日）：吞咽阻塞感尚可，胸膈闷痛不显，口干。舌苔淡黄薄腻，质淡紫，脉弦滑。处方：4月20日方加莪术10g，半枝莲20g，7剂。

三诊（2006年6月1日）：饮食顺畅，无阻塞感，嗳气反酸能平，大便尚调，胸膈不痛，寐可。舌苔淡黄薄腻，质淡紫，脉小滑。处方：4月20日方加山慈姑12g，莪术10g，半枝莲20g，泽漆15g，7剂。

摘自：贺兴东. 当代名老中医典型医案集·中册·内科分册. 北京：人民卫生出版社，2009：658

案8　郭志雄乌梅丸合痛泻要方案

刘某，男，62岁，2008年9月20日初诊。主诉：食管癌根治术后2个月，腹泻1个月余。2个月前患者因进行性吞咽困难经胃镜检查诊断为食管中段低分化鳞癌，并行食管癌根治术，术后分期为$T_2N_0M_0$，ⅡA期，未行放化疗。1个月前患者出现腹痛腹泻，痛则泻，泻后痛减，每日少则5~6次，多达10余次，先呈稀便，渐呈水样便。在外院先后口服西药泻立停、思密达、易蒙停及中药葛根芩连汤、参苓白术散、四神汤加减等均无效，为求中医治疗就诊。症见：面色萎黄，形体消瘦，神疲乏力，口苦口干，舌淡红，苔薄黄腻，脉弦数。证属胃热肠寒，肝脾不调。治宜调和肝脾，扶正止泻。予乌梅丸合痛泻要方加减。处方：乌梅20g，细辛6g，干姜6g，黄连10g，附子10g（先下），当归10g，黄柏10g，桂枝10g，西洋参10g，蜀椒10g，陈皮12g，白芍30g，白术10g，防风15g，车前子15g。5剂，每日1剂。5天后复诊，诉腹痛减轻，腹泻次数减少，每日最多4~5次，常有成形大便。上方加黄芪30g，减车前子，续服15剂，腹泻消失。目前仍在门诊间断服中药抗肿瘤治疗。

摘自：向生霞．郭志雄主任医师运用经方治疗肿瘤兼证举隅．中国中医急症，2010，19（12）：2085-2087

结　语

食管癌多属中医学“噎膈”范畴。《诸病源候论》中提到“噎膈者，饥欲得食，但噎塞迎逆于咽喉胸膈之间，在胃口之上，未曾入胃即带痰涎而出”、“其槁在上，近咽之下，水饮可行，食物难入，名曰噎”。本病发病多与痰瘀交结、阴虚内热、脾肾亏虚有关，治疗原则为祛痰化瘀、滋阴养血、温中健脾益气等。

本章所载医案中实证有胃热阴虚痰阻证者，裴正学以大承气汤合三黄泻心汤治其邪热实证，并用启膈散、六味地黄丸健脾理气、滋阴扶正治疗。对脾失健运、痰阻气滞、气逆食阻、呕吐痰涎者，陈瑞春以柴胡疏肝散合小陷胸汤加减，祛痰散结，理气降逆取得良效。薏苡附子败酱散用于治疗素体阳虚、寒湿瘀血互结、腐败成脓所致肠痈。而食管癌患者常见脾胃阳虚之证，食管上段癌出现浸润性溃疡，环绕食管腔，且表面污秽，有自发出血，为其脾寒湿瘀互阻，化热成脓，沈继泽活用薏苡附子败酱散祛毒消腐排脓，并加一些清热解毒活血药，取得良效。

食管癌虚证常与阴虚内热、脾胃虚寒有关。裴正学以六味地黄汤、半夏泻心汤合托里透脓散治疗食管癌阴虚脾胃寒热错杂之证者，方中并用活血软坚散结之药，患者服用效佳后，坚持服药而取得治愈之功。对脾胃虚寒、痰饮内停、胃气上逆证者，沈继泽以吴茱萸汤温中降逆化饮为主，并加减行气温中化瘀散结之药，取得良效。

食管癌的并发症有胸腔积液和腹泻。葶苈大枣泻肺汤常用于祛痰化饮以治胸腔积液，对于一些肿瘤并发胸腔积液者常用该方以急治其标。己椒苈黄丸主治水饮内停，郁而化热，积聚肠间之证。对于肿瘤晚期虚实夹杂、水饮邪实甚者，周仲瑛以己椒苈黄丸合葶苈大枣泻肺汤加减急攻其邪实以缓标急。肿瘤化疗中并发腹泻，常与脾肾有关，常以参苓白术散、四神汤以健脾固肾治疗。旋覆代赭汤为降气祛痰和胃之方，周仲瑛将其做为主方，加减一些滋阴软坚活血，清热抗癌之品，以求化瘀祛痰开结，并让患者少量多次服药，频频而服，以增药效，急治其标，使食管阻塞之势得以缓解。食管癌并发腹泻一案中，他医以参苓白术散、四神汤等补虚止泻却难收效。郭志雄在治疗中以辨证为基础，认为患者为胃热肠寒，肝脾不调，以乌梅丸合痛泻要方，对证用药而取良效。治病思路不可为常法所拘，以证为据方是中医治病之本。

第五章 胃 癌

胃癌是发生于胃黏膜上皮组织的恶性肿瘤。常见发病部位在胃体、胃窦和幽门。致病因素可能与饮食习惯、生活环境、幽门螺旋杆菌（HP）感染等有关。临床症状：上腹痛、食欲减退、恶心呕吐、呕血黑便、上腹部肿块、消瘦乏力等。胃癌晚期常因肿瘤外侵、淋巴结转移及血行播散而引起一系列症状及体征，包括胃酸低下或缺乏、腹泻或便秘、左锁骨上淋巴结肿大、腹水、呕血、腹膜炎等。

影像学诊断有X线检查、胃内镜检查、内镜超声检查、CT检查。其中胃镜可以直观地了解胃黏膜表面及癌变部位的情况，是诊断胃癌的重要手段。病理学诊断：早期胃癌大体分为隆起型、平坦型和溃疡型；中晚期胃癌多采用Borrmann分型，分为息肉型、局限溃疡型、溃疡浸润型、弥漫浸润型。在组织病理学上，以腺癌最为常见，其又可分为乳头状腺癌、管状腺癌、黏液腺癌、印戒细胞癌、腺鳞癌及未分化癌。

胃癌属于中医学“噎膈”、“反胃”、“积聚”等范畴。常见的证型有肝气犯胃、胃热伤阴、气滞血瘀、痰湿凝结、脾胃虚寒、气血亏虚等。

案1 郁仁存旋覆代赭汤案

刘某，男，68岁，1999年11月26日初诊。患者于1997年12月25

日行胃底贲门癌切除术，病理为贲门腺癌，淋巴结未见转移。术后曾化疗3个周期，因反应剧烈而停止。近数月来，反酸明显，胃胀，恶心，呕吐，食后加重，便干，眠差。有冠心病及陈旧性心肌梗死病史。舌质暗胖，舌苔薄黄；脉沉细弱。患者老年男性，素体肝郁气滞，胃失和降，故见嗳气、反酸、胃胀、苔薄黄等症；手术伤及气血，致使患者气血不足，气虚鼓动无力，而致血瘀，舌暗为血瘀之象。辨证属气虚血瘀，肝胃不和。以益气活血、疏肝和胃、解毒消肿为治。

处方：旋覆花10g，代赭石15g，半夏10g，枳壳10g，玄参15g，陈皮10g，焦三仙各30g，焦槟榔10g，丹参15g，生黄芪30g，藤梨根30g，白花蛇舌草30g，半枝莲20g，砂仁10g，鸡内金10g，瓦楞子10g，党参12g。水煎服，每日1剂。

复诊：患者初诊时症状较多，需住院卧床治疗，体质很弱，经长时间调整，逐渐好转，症状明显消失或好转，生活质量良好。此后坚持服药，至今已7年，上述诸症控制较好，定期复查肿瘤无复发转移迹象。

摘自：贺兴东．当代名老中医典型医案集·中册·内科分册．北京：人民卫生出版社，2009：680

案2 刘嘉湘旋覆代赭汤案

李某，男，68岁。患者2002年2月出现吞咽哽阻感，伴呕吐胃内容物及白色黏液痰涎，就诊于上海某医院，经X线钡餐、胃镜检查确诊为贲门腺癌，因拒绝手术治疗，2002年3月起服用中药治疗。2002年9月起进食梗阻及呕吐症状逐渐加重，胃镜复查提示：贲门处可见结节样隆起，大小约3cm×3cm，周围黏膜浸润，B超检查提示：肝内多发性转移灶，2002年10月拟诊“贲门腺癌，肝转移”收住入院。刻诊：饮食难下，仅能缓慢进食流质，呕吐黏液频繁，大便干结，舌淡红，苔薄腻，脉濡滑。辨证：脾虚失于健运，痰气交阻于中焦，传导受阻。治法：健脾理气降逆，化痰解毒散结。处方：太子参15g，旋覆花12g，代赭石（先煎）30g，茯苓15g，生半夏30g，八月札30g，菝葜30g，野葡萄藤30g，藤梨根30g，半枝莲30g，枸橘李30g，瓦楞子30g，枳实12g，生马钱子（打）3g，川石斛15g，全瓜蒌（打）30g，天龙6g，制大黄15g，地龙30g。

二诊：诉服药1周后，进食梗阻症状改善，可进食半流质，未呕吐胃内容物。服药2周后，能进软食，晨起泛吐少量黏液，大便转顺畅，自觉咽中干燥，苔根白腻，舌质黯淡，脉濡滑。宗原法效不更方，改生半夏为50g，加水蛭6g。

三诊：又服上方14贴，偶然吐少量黏液，体重有增，原方进退，续服上方加减4个月，病情稳定。

[原按]

食管贲门癌属于中医学“噎膈”范畴，以进食梗噎不顺，甚则饮食难下，食入即吐为主要临床表现，治疗以手术、放疗、化疗为主要手段。本例系晚期贲门癌患者，失去手术和放化疗机会，且出现不能进食、食则呕吐的梗阻症状，生活质量差，治疗十分棘手，甚则可危及生命。刘嘉湘教授采取扶正与祛邪有机结合的治疗方法，选用《伤寒论》旋覆代赭汤化裁，取得了令人满意的疗效。《伤寒论》记载：伤寒发汗，若吐若下解后，心下痞满，噫气不除，旋覆代赭汤主之。”本治表证经汗、吐、下后，邪虽去而胃气已伤，伏邪内动，胃失和降，症见心下痞满，噫气频作，呕吐呃逆。刘嘉湘教授认为本例病机关键在于脾胃虚弱，痰气交阻，胃气上逆，符合旋覆代赭汤主治之胃虚气逆证，故在此经方基础上，根据食管贲门癌的临床特点，酌情选用清热解毒、化痰散结、理气化瘀之品，形成治疗该病的经验方，用于临床每每奏效。方中太子参、茯苓益气健脾补中，使胃气复；旋覆花、代赭石降逆下气化痰，使气逆平；八月札、枸橘李理气；枳实、全瓜蒌、制大黄通腑泻浊，腑通气降则呕吐止；菝葜、野葡萄藤、藤梨根、半枝莲清热解毒；生半夏、生马钱子以毒攻毒，祛邪以存正；天龙、地龙、瓦楞子祛痰散结；川石斛养胃阴而不碍湿。全方药证相符，虚实兼顾，攻补兼施，服用14帖即显佳效。二诊时，患者进食梗阻症状明显改善，可进食半流质及软食，呕吐黏液也减少，病机出现痰浊渐消、胃气渐复征象，遂加强攻邪之力，原方中加用水蛭，生半夏加量至50g，以进一步消痰浊、破瘀滞，乘胜追击，邪退正复，故病情稳定。刘师善用经方，而不拘泥于经方，在治疗过程中灵活应变，随症加减，最终使患者胃气复，痰浊消，瘀滞破，噎膈除，使危笃之病情出现转机。

摘自：刘苓霜，刘嘉湘．经方论治肿瘤验案二则．辽宁中医杂志，2009，36（9）：1460-1461

案3　周仲瑛旋覆代赭汤案

徐某，男，69岁。患贲门癌，手术后化疗1个周期，出现恶心等消化道反应，上腹部有梗塞感，大便干结，口稍干，舌偏暗，苔淡黄厚腻，脉小弦滑。证属痰气瘀阻，胃失和降。旋覆代赭汤加减。处方：旋覆花（包）6g，代赭石（先煎）、石打穿、白花蛇舌草各20g，法半夏、太子参、麦冬、失笑散（包）、炒枳壳各10g，生薏苡仁、煅瓦楞子各15g，山慈菇、泽漆各12g，降香3g。每日1剂，水煎服。配合中药治疗到化疗6个周期结束，消化道反应不明显，饮食顺利，临晚嗳气，餐后无饱胀感，两下肢麻木，大便正常。舌暗红，苔中薄黄腻，脉弦。仍以化痰消痞、清中和胃为主法，上方加桃仁、莪术各10g，砂仁、白豆蔻（均后下）各3g，生薏苡仁15g。服药后病情稳定，仍宗上方加益气健脾之剂调理善后。

[原按]

旋覆代赭汤为补虚降逆，消除痞噫之剂，“伤寒发汗，若吐，若下，解后，心下痞硬，噫气不除者，旋覆代赭汤主之。”许多癌症患者在化疗后有消化道不良反应，如恶心呕吐、不思纳谷等，以及部分晚期患者经常出现呕逆等，均为脾虚气弱，胃气上逆所致。周教授认为本例患者是术后、化疗后伤正，脾虚胃弱，一则消谷不能，二则运化不及，三则气逆不降，故以旋覆代赭汤为基础，加以散结化瘀之剂，配合和胃降逆之品，后期加入益气健脾、解毒抗癌之品，结合辨病治疗，病情稳定。

摘自：霍介格．周仲瑛教授运用经方治疗肿瘤验案5则．新中医，2009，41（2）：119-120

案4　孙桂芝桂附地黄丸案

梁某，男，41岁，河北省人，教师。1983年1月因上消化道出血而急诊入院，经外科开腹探查，发现胃体部巨大肿物，与胰腺、腹主动脉粘连，无法切除，由外科转我科保守治疗。主诉：胃脘胀满，时时隐痛，口泛清水，喜温怕冷，纳差便溏，腰膝酸软。查体：面色苍白无华，锁骨上淋巴结未见肿大，腹部手术刀口愈合良好，肝脾触及不清，上腹轻度触痛。脉细稍弦，苔黄，舌红有齿痕。证属：脾肾阳虚，正虚邪盛。治则：温补脾肾，扶正祛邪。方药：桂附地黄丸加味。生地10g，山药10g，山萸肉12g，泽泻15g，炮附子6g，桂枝6g，茯苓12g，菟丝子10g，党参15g，白术10g，生薏苡仁15g，藤梨根15g，大枣5枚，半枝莲15g，焦三仙各10g。一日1剂，水煎服，连服药2周，胃脘症状有所减轻，食欲增加，大便软不成形。原方加川断15g；加服加味西黄丸，每次2粒，每日3次，饭后服。

继续观察2周，患者体质逐渐恢复，精神、食欲均比前好转。左上腹部触及拳头大小肿物，质硬，不活动，边界不清，无腹水。生化检查基本正常，脉沉细、苔薄白、舌暗红。给予中药加化疗治疗。5-氟尿嘧啶

250mg，静脉点滴，隔日 1 次。501 注射液 4ml，肌内注射每日 1 次。乌头碱 2ml，肌内注射，每日 1 次。中药汤剂：太子参 15g，白术 10g，枸杞子 15g，女贞子 15g，菟丝子 10g，补骨脂 10g，仙鹤草 30g，败酱草 15g，白英 15g，丹参 15g，白芷 10g，蜂房 6g，血余炭 10g，清半夏 10g，淡竹茹 12g。每日 1 剂，浓煎，分次口服，连续治疗 6 周。化疗后复查，自觉症状明显好转，面色红润，体重增加，左上腹肿块明显缩小呈扁平形。同年 5 月患者带药回家继续治疗。人工牛黄散 1 料：人工牛黄 10g，乳香 30g，没药 30g，三七粉 30g，山慈菇 30g，生薏苡仁 30g，水红花子 30g，珍珠粉 12g，共为细末，待用。汤药：生黄芪 60g，当归 20g，太子参 60g，生薏苡仁 60g（包煎），枸杞子 30g，女贞子 40g，夏枯草 60g，白花蛇舌草 100g，半枝莲 60g，白芷 30g，蜂房 30g，血余炭 30g，清半夏 30g，郁金 10g，香附 10g，大枣 30 枚。以上中药加水煎煮 3 次，回收药液，蒸发回流浓缩成膏状，加入人工牛黄散 1 料，加蜂蜜 500g 搅匀装瓶，每次 2 匙，一日 3 次。加服征癌片，每次 3 片，一日 3 次。自觉恢复良好，纳食佳，眠可，二便调。于 1983 年 9 月再次住院化疗，给予丝裂霉素 4mg 静脉点滴莫非壶中冲入，一周 1 次；5-氟尿嘧啶 500mg，隔日 1 次，每周 2 次；长春新碱 1mg，静脉点滴莫非壶中冲入，一周 1 次，6 周为 1 个周期。化疗中口服扶正冲剂，1 包，一日 2 次；加味西黄丸 2 粒，一日 3 次。服药后病情大有好转，面色红润而有光泽，体重增加，食欲食量比前明显好转。回当地，怀疑胃癌诊断有误，要求再动手术。患者经过长期中药或中成药坚持治疗和间断小量化疗，收到意想不到的疗效，带瘤生存 3 年 6 个月。

摘自：孙桂芝．常见肿瘤诊治指南．北京：中国科学技术出版社，1991：49-51

案 5　刘伟胜附子理中汤案

黄某，男，63 岁，退休干部。患者因上腹部胀痛不适 2 个月余，加重伴呕吐宿食 3 天入院。该患者于 1994 年 4 月 20 日做胃大部分切除并胃空肠吻合术，病理结果为胃窦部贯穿性溃疡伴癌变，术后未化疗出院。

1994 年 6 月 30 日初诊：自诉术后胃脘隐隐作痛，不能挺胸，热食则舒，忌寒凉生冷，纳少，便稀，四肢冷，喜穿厚衣，面色白，舌淡胖，舌边有齿印，舌苔白腻，脉沉缓无力。

辨证：脾胃虚寒，运化失司。

治则：温中散寒，补气健脾。

方药：附子理中汤加味。党参 20g，白术 15g，干姜 12g，熟附子 10g，肉桂 1.5g（冲服），吴茱萸 10g，白豆蔻 g，茯苓皮 20g，炙甘草 6g。水煎服，每日 1 剂。另给吉林人参 10g 炖服，每周 2 次。

连服 3 周后浮肿消退，食欲增加，大便正常，无需厚衣，但感走路疲倦，气短，脉沉细，舌淡边有瘀点，拟补中益气佐以活血化瘀，消癌毒。处方：党参 25g，黄芪 30g，柴胡 10g，当归 10g，升麻 10g，陈皮 6g，炙甘草 6g，白花舌蛇草 30g，半枝莲 30g，黄药子 6g，白术 15g，砂仁 6g。同时给服西黄丸 3g，每日 1 次。FT-207 200mg，每日 3 次，总量达 40g 停药 10 天，之后再用，共用 4 个周期。

以后 2 年内经常服药，至 1997 年下半年改为每周服健脾益气中药 2 剂，1997 年 12 月后停药，患者生活完全自理，可做家务。

摘自：刘伟胜，冯维斌．中医肿瘤、呼吸病临证证治．广州：广东人民出版社，1999：84-85

案 6　钱伯文鳖甲煎丸案

傅某，女，64 岁，因胃脘部隐痛，胃纳减退 1 年，伴大量呕血 1 次，黑粪多次及上腹部肿块于 1964 年 11 月来院门诊治疗。患者于 1964 年 10 月在某医院做胃肠钡餐检查，诊断为胃小弯癌性溃疡，因病员拒绝手术来我院要求中药治疗。体检：极度消瘦，中上腹可触及8cm×6cm隆起肿块，质坚硬，不易移动；舌质紫暗，苔黄腻，脉细弦。辨证为忧郁气结，气滞血瘀。治以理气活血，消肿软坚法。方药：鳖甲煎丸，枸杞、橘叶、枳壳、陈皮、八月札、香橼、丁香、佛手、玫瑰花、槟榔、丹参、赤芍、牡蛎、天龙、木香、香附、生熟薏苡仁、合欢皮、川楝子、茯苓，随症加减并加用云南白药。连续服用三年余（未用任何西药），大便色泽由黑逐渐转黄，中上腹肿块逐渐缩小以至消失，服药期间曾多次去某医院做胃肠钡餐检查，发现胃小弯病变明显好转，最后一次（1967年10月）见胃已无异常。1981年10月随访，病员健在。

摘自：钱伯文，杨静国．鳖甲煎丸的临床应用．江苏中医杂志，1982，(6)：36-37

结　语

胃的功能主受纳腐熟水谷、主通降，以降为顺。胃的摄纳依赖胃气的作用，胃气通降，使饮食下行。胃受纳腐熟后再下传小肠，其中关键的是胃必须保持畅通状态，才能使饮食物的运行畅通无阻。胃主受纳腐熟水谷的功能，需和脾的运化功能相配合，才能使水谷化为精微，以化生气血津液，供养全身，维持机体的生命活动。《景岳全书·饮食门》云："胃司受纳，脾司运化，一纳一运，化生精气。"所以胃的受纳通降功能直接影响人生命的维持，而脾胃也被合称为"后天之本"、"气血生化之源"。胃若失通降，则传导受纳受阻，饮食停滞，产生胀满疼痛、食少等症；若胃气不降，甚则上逆，产生胃脘胀满、嗳气、呃逆、呕吐等症。胃上接食管，下通小肠。胃的上口为贲门，下口为幽门。胃癌会影响到胃的受纳通降功能，但常因病患的部位不同而表现不同。

病位若在贲门或幽门则直接影响胃的受纳与通降，其症状表现与食管癌相似，以饮食梗塞不畅，甚则饮食难下，食入即吐为主要临床表现，病在幽门者还可能出现朝食暮吐之症，属中医学“噎膈”范畴。治疗上应急治其标，和胃降逆消除其饮食梗阻之症，因此常用旋覆代赭汤加减，以消其痰瘀，活血散结，使饮食能进，胃气得固，方有生机。旋覆代赭汤为补虚降逆、平肝消痞之方，能调胃上逆之气，而活血之力不足，故临床上常合以理气健脾、活血化瘀之品，结合病性之寒热加一些抗癌药以增疗效。

若病位在胃体，则主要影响胃的受纳腐熟，依证恢复胃的受纳腐熟功能，并适当合用活血化瘀之品，扶正驱邪，治病求本。胃腐熟功能与阳气密切相关，若胃寒太甚则影响胃的受纳腐熟，常影响气血精微的摄入，从而影响正气的恢复。孙桂芝、刘伟胜所治胃癌病例均为寒证，并不拘癌症之常用清热解毒抗癌之法，依证用温中之法使胃气得以恢复，为后续的化疗及合用清热解毒活血消积的治疗奠定了基础。孙桂芝医案中辨其为脾肾阳虚、正虚邪盛证，用温调脾肾之桂附地黄丸为主方，以复其胃肾之阳，正气得固；在温调先后天之本的基础上再加入藤梨根、半枝莲等抗癌解毒药物，寒温并用，标本兼治，取得了良好疗效。刘伟胜医案中根据患者胃中宿寒较甚，以附子理中丸加吴茱萸、白豆蔻等清其沉寒冷疴，待3周后其胃阳恢复，方才进一步补其中气、振奋正气，并合用白花舌蛇草、半枝莲等抗癌药扶正祛邪，使患者正气渐复，疗效甚佳。这种以调治后天之本、固护胃气为先，待正气恢复后再行祛邪为主的临床思路值得借鉴，且在胃癌治疗中体现的尤为突出。钱伯文在治疗胃小弯癌性溃疡一案中据患者忧郁气结、气滞血瘀之证，用鳖甲煎丸消肿软坚以消胃部之癥瘕，并合用理气疏肝、调胃活血等药。鳖甲煎丸具有活血化瘀、软坚散结的功效，常用于胁下癥块。钱伯文不拘于鳖甲煎丸常用于治肝病，在本案胃部肿瘤治疗中也用该药，其实是抓住忧郁气结、气滞血瘀这一病机，体现了中医治病针对病因病机，治病求本的核心，故得治愈之效。

第六章 乳腺癌

乳腺癌是指发生在乳腺上皮组织的恶性肿瘤。本病的发生多与家族遗传、月经初潮早、高龄初产、未经产、闭经晚、电离辐射、乳腺囊性增生、避孕药使用和营养状态等有关。早期临床症状可表现为无痛性肿块，以外上象限者居多，质较硬，边界不清，表面不光滑，活动度差，继而出现酒窝征，橘皮样改变，皮肤卫星结节，皮肤溃烂、炎症样改变，乳头回缩、溢液和湿疹样变，局部淋巴结肿大并浸润胸肌乃至胸壁，晚期可发生肺、骨、肝、脑、胸膜、肾上腺等的转移。

影像学诊断方法有：X 线检查、B 超检查、CT 检查、磁共振（MRI）扫描和正电子发射断层显像（PET）检查。乳腺癌在组织病理学上分为非浸润性癌和浸润性癌。非浸润性癌包括导管内癌和小叶原位癌；浸润性癌包括浸润性导管癌和浸润性小叶癌。髓质癌、小管癌、胶质癌、乳头状癌和腺样囊腺癌是乳腺癌中少见的类型。实验室检查对乳腺癌的诊断无特异性。

乳腺癌归属于中医学“乳岩”、“乳石痈”、“痨岩”、“妒乳”疾病范畴。常见证型有肝郁气滞、热毒蕴结、冲任失调、气血两虚、脾胃虚弱、肝肾阴虚等。

孙桂芝小陷胸汤案

王某，女，45 岁，1979 年 10 月无意中发现左乳腺肿物，如核桃大小，中等硬，皮色不变，活动良好，无压痛，到307医院就诊，临床诊为乳腺癌，于同年11月4日行改良根治术，术后病理为腺癌，腋下淋巴结转移。手术后局部放疗，因白细胞计数低未进行化疗。

1987年9月自觉胸闷，憋气，咳嗽，少痰，纳差，便溏，周身乏力。同年9月10日来我院肿瘤科门诊中药治疗。舌质淡红，苔黄根腻，脉滑数。查体：左乳腺切除，左肺叩浊音，前三肋以下呼吸音消失，胸透中等量胸腔积液，抽胸腔积液50ml，找到癌细胞。

辨证：乳癌，悬饮，脾不健运。

治则：健脾利水，佐以抗癌。

方药：小陷胸汤加味。

全瓜蒌15g，清半夏12g，黄连7g，延胡索15g，郁金12g，茯苓15g，泽泻15g，神曲30g，苏梗10g，夏枯草15g，龙葵15g。水煎服，连服15剂。

二诊：胸闷憋气好转，呃逆，纳不香，脉小滑，苔黄。治疗原则不变，加强利水力量。在原来方药基础上加葶苈子30g，大枣7枚，路路通30g，生黄芪30g，连服2个月，上述症状完全缓解。胸透检查：左胸膜肥厚，粘连，胸腔积液消失。

1988年12月27日再诊复查，健好。可以完成一般家务劳动，无明显不适，脉细沉，苔薄黄。加味西黄丸42粒，每日2次，每次2粒；扶正防癌口服液，每日3次，每次3支。

摘自：孙桂芝．常见肿瘤诊治指南．北京：中国科学技术出版社，1991：113

结　语

乳腺癌在《诸病源候论》中称为乳部石痈，对其症状论述为“石痈之状，微强不甚大，不赤，微痛热……但结核如石，谓之石痈。”《备急千金要方》卷二十三云：“妇人女子乳头生小浅热疮，痒搔之黄汁出，浸淫为长，百种治不瘥者，动经年月名为妒乳。”乳腺癌的发生与肝脾肾及冲任关系密切。其病因病机常见有外感六淫、情志不畅、冲任失调等，但主要病因病机为忧思郁怒，情志不畅，郁而成癥导致肝脾两伤。《格致余论·乳硬论》提到：“忧怒郁闷，朝夕积累，脾气消阻，肝气横逆，遂成隐核，如大棋子，不痛不痒，数十年后，方为疮陷，名曰瘍岩。”《外科正宗》也认为：“忧郁伤肝，思虑伤脾，积想在心，所愿不得志者，致经络痞涩，聚结成核，初如豆大，渐若棋子……”。因此，治疗上多以疏肝理气、宽胸散结、祛痰活血消积为主。

本案虽为乳腺癌术后1年并发胸腔积液，但刻下症为自觉胸满，憋气，咳嗽，少痰，纳差，便溏，周身乏力，有痰阻气滞之象，结合苔黄根腻，脉滑数，可见其邪实以痰湿阻滞为主。孙桂芝以小陷胸汤祛痰宽胸理气散结为主，加减一些疏肝利湿活血之品，使其胸满憋气之症好转，后结合葶苈大枣泻肺汤加强利水湿之功，使之胸腔积液消失。肿瘤病情复杂，对于其具体病情仍依证而治，中医的辨证优势得以充分发挥，往往能取得良好疗效。

第七章 胆囊癌

胆囊癌指原发于胆囊的恶性肿瘤。本病多与胆囊结石共存，多数学者认为胆结石的慢性刺激是重要的致病因素。临床表现：①右上腹疼痛，多为右上腹不适继之出现持续性隐痛或钝痛，有时伴阵发性剧痛并向右肩放射，因胆囊癌多与胆囊结石炎症并存，故疼痛性质与结石性胆囊炎相似；②消化不良、厌油腻、嗳气、胃纳不佳；③在病程晚期出现黄疸，为癌组织侵犯胆管影响胆汁排泄所致，同时伴有消瘦、乏力甚至出现恶病质，皮肤、黏膜黄染，伴皮肤瘙痒；④部分患者可出现发热；⑤右上腹或上腹部出现肿块。

从组织学分类看，以腺癌所占比例最高（>80%），其次为鳞癌、混合癌及未分化癌。因其恶性程度高、易早期转移、难于早期发现、对化疗药物不敏感等特点，因而术前确诊为胆囊癌的患者其远期疗效差于肝癌及胰腺癌。

本病的检查以 B 超检查首选。因 B 超检查简便无损伤，可反复使用，检出率可达 80%以上。另外还可以通过 CT 扫描、彩色多普勒血流显像、逆行胰胆管造影（ERCP）、细胞学检查等。

胆囊癌归属于中医学“黄疸”、“胁痛”、“癥瘕”等疾病范畴。常见证型有气滞血瘀、湿热蕴结、脾虚湿阻等。

案 1　路志正四逆散合新绛汤案

某某，男，32 岁，1995 年 3 月 11 日初诊。患者素有胁痛病史，1994

年11月突然出现颜面、四肢黄染而就诊于当地医院，经查疑为胆癌并发梗阻性黄疸。于1994年11月22日行胆囊癌根治术、“T”形管引流术、空肠造瘘术，病理确诊为胆囊颈腺癌、胆囊乳头状腺癌，Ⅰ级，浸达浆膜层，手术过程顺利。之后患者常胁痛隐隐、痛无定处，每因情绪变化而增减，伴胸闷纳呆、困倦乏力。行B超检查示：肝内外胆管明显扩张，胆总管上段内径1.1cm，管内可见不规则中强回声反射团块（疑为沉淀物癌复发）。患者因此思想负担加重，抑郁不快，遂来京求中医诊治。症见：患者面色萎黄，舌质暗、苔薄黄微腻，脉弦有力。辨证：此病病位在胆，而胆附肝，今肝胆同病，疏泄失职，精汁得不到疏泄，必郁滞成块而致胆管扩张，“不通则痛”，故胁痛时作；虽在癌症术后困倦乏力，但患者年轻力壮，且舌苔薄黄微腻、脉弦有力，为肝郁夹湿化热之象，而非气血不足之候。治法：当宗“木郁达之”旨，以疏利肝胆气机为主，并兼清湿热为治。方选四逆散合新绛汤加减。处方：柴胡10g，炒白芍12g，炒枳壳、旋覆花（包煎）各10g，绿萼梅、谷芽、麦芽各15g，清半夏、八月札各9g，玫瑰花12g，金钱草15g，红花6g，甘草2g，生姜1片。15剂，水煎服，隔日1剂。

5月10日二诊：胁痛胸闷减轻，纳食渐增，体力有所恢复，偶有口干口苦，湿热未清，遂以前方酌减白芍、绿萼梅，加杏仁、薏苡仁各10g，黄芩9g，以加重清化湿热之作用，继进15剂。

8月9日三诊：药后患者胁痛大减，唯因天热，食欲不振，余无明显不适，已能参加力所能及之体力活动。当时正值三伏，暑湿当令，应顾及湿邪为患，遂变佐法为主治，以芳香化浊、清热利湿为主，兼以行气和络，方选三仁汤加减。处方：藿香梗、紫苏梗各10g（后入），杏仁10g，炒薏苡仁15g，厚朴10g，清半夏10g，陈皮10g，金钱草15g，茯苓15g，玫瑰花12g，绿萼梅15g，醋香附10g，甘草6g。水煎服，隔日1剂。

10 月 25 日四诊：患者胁痛明显减轻，唯情绪不畅或劳累后稍觉不适，纳食如常，面色亦有好转。长夏已过，湿热不再为主要矛盾，仍以初诊方为主加减。至 1996 年 5 月 13 日症状悉除，复查 B 超示：肝内外胆管微扩张，胆总管内径较前缩小至 0.8cm，其内未见异常团块。

[原按]

癌症术后进补，这似乎已成为惯例，得效者虽然不少，用之无功或反受其害者间或有之。此例胆囊癌术后胆管扩张，自始至终贯穿疏利气机大法，虽为大病术后，亦未用人参、黄芪、鹿茸等补益之品。方中柴胡、白芍、枳壳、绿萼梅、八月札理气而不破气，疏肝不忘柔肝，以疏为通，通则不痛；玫瑰花、旋覆花、红花行血和络；白芍配甘草缓急止痛，绿萼梅配甘草酸甘化阴柔肝；金钱草清利湿热。肝郁气滞，横犯脾胃，故加谷、麦芽以助生升之气，清半夏以降逆化痰、燥湿运脾。诸药相合，共奏疏肝解郁、理气和血、清热利热、调畅气机之功，收到较好疗效。

摘自：刘宗莲，高荣林．路志正医案 2 则．中医杂志，1999，40（7）：402-403

案 2　周仲瑛大柴胡汤案

朱某，女，77 岁。胆囊腺癌根治术后 1 个半月，胸胁闷痛，精神萎靡，面黄不华，大便或干、2～3 天 1 次，稍有腹胀，舌红、苔薄黄，脉细滑。证属肝胆湿热郁滞，腑气不调。治宜大柴胡汤加减。处方：柴胡、九香虫各 5g，熟大黄 6g，赤芍、枳实、黄芩、法半夏、莪术、太子参、麦冬、延胡索、神曲各 10g，茵陈、全瓜蒌各 12g，黄连 3g。每天 1 剂，水煎服。

二诊：服药 2 个月，胸胁闷痛缓解，食纳增多，大便每天 1～2 次，精神状态尚好，略有疲劳感，舌暗红有裂纹、苔薄黄腻，脉小滑。宗前方加桃仁、南沙参、北沙参、神曲、鸡内金各 10g，泽漆、山慈菇各 15g，肿节风20g，砂仁（后下）3g，青皮、陈皮各6g善后。

[原按]

仲景用大柴胡汤治少阳邪热未解，阳明里热炽盛，以和解少阳，内泻热结。症见：往来寒热，胸胁苦满，呕不能食，郁郁微烦，心下痞硬，或心下满痛，大便秘结，舌苔黄。本案患者以胸胁部满闷疼痛为主。病位属肝胆，虽无恶心口苦口干之症，但腹胀、便结，为热结里实、腑气不调之征。治当理气通腑，疏利肝胆为法。故周教授以大柴胡汤加味，因术后体虚未复，故加以太子参、麦冬轻补之，以防苦辛之剂伤正。

摘自：霍介格．周仲瑛教授运用经方治疗肿瘤验案5则．2009，41（2）：119-120

结　语

胆囊癌的病因现在尚未清楚，多认为与胆石刺激、炎症、病理性胆汁长期作用等综合因素有关，这些因素导致胆囊内壁黏膜变性、增生而产生癌变。胆囊癌在中医古籍中的论述多归为“黄疸”、“胁痛”、“癥瘕”等病。其病因多为七情内伤，肝气郁结不畅，饮食不节，胆热内积而引发。所以治疗上以疏肝清胆热，健脾理气为主。

本章两案均为胆囊癌术后之调理。路志正据患者常胁痛隐隐、痛无定处，每因情绪变化而增减，以及相应的舌象脉症等，认为该患者为肝胆同病，肝气不疏为主因，以四逆散疏肝达郁为主，并在随后的复诊中配合清热祛湿退黄等药，取得良好的效果；在疏肝解郁中除了四逆散外，还用玫瑰花、绿萼梅等药，可为临床舒缓柔肝治疗之借鉴。周仲瑛治疗胆囊癌术后案中，患者有肝胆湿热郁滞之证又兼腑气不通，与大柴胡汤的证机相符，故在本案中以大柴胡汤加减，疗效甚佳。胆囊癌西医病位虽在胆，但从中医辨病角度来看该病属肝胆病，木乘土则为肝胆病之常象，故以上两案中在治肝的同时都有“肝病实脾”之法，充分体现了中医的未病防治、既病防变的辨治思想。

第八章 肝　　癌

原发性肝癌是肝细胞或肝内胆管细胞发生的恶性肿瘤。病因与感染肝炎病毒、饮食习惯、生活环境、黄曲霉毒 B_1 摄入等有关。肝癌早期可无临床症状，中晚期常见肝区疼痛、纳呆、恶心、腹泻、消瘦、乏力和低热等。腹水、黄疸症状的出现多属晚期。

影像学检查方法有超声检查、CT、MRI 等。实验室检查检测肝癌标志物甲胎蛋白（AFP）和岩藻苷糖酶（AFU）。其他的如肝功能检查、病毒性肝炎标志物检查、免疫学检查等都有助于肝癌的辅助诊断。

肝癌属于中医学“肝积”、“癥瘕”、“积聚”、“臌胀”、“痞气”、“黄疸”等范畴。常见的证型有肝气郁结、气滞血瘀、肝郁脾虚、肝肾阴亏、湿热毒蕴等。

案 1　孙桂芝茵陈蒿汤合五苓散案

肖某，男，49 岁，北京市人。1972 年在外院诊断肝癌，并发腹水，西医医院无特殊治疗转来我院行中医治疗。初诊搀扶到门诊，面色晦暗，腹大如鼓，下肢浮肿。自诉：腹胀，肝区疼痛，纳差，小便少而黄，大便坠而溏，有排便不尽感。查体：腹水征阳性，肝肋下触及质硬表面结节状，剑突下 7cm，舌质红绛，脉象弦数重取无力。证属：肝胆湿热，水湿内停。治则：清热利湿，疏肝健脾。方用茵陈蒿汤合五苓散加味。处方：茵陈

30g，炒山栀 15g，猪苓 30g，茯苓 15g，泽泻 15g，杏仁 10g，车前子 15g（包煎），龙葵 15g，桃仁 10g，赤芍 10，郁金 10g，生地 10g，半边莲 15g，延胡索 10g，甘草 6g。一日 1 剂，水煎分 2 次服，连服 5 天。腹胀减轻，小便增多，大便好转，下肢浮肿减轻，但仍有腹胀，纳差。

二诊：脉象弦细稍数，苔黄腻，舌质红绛。原方加枳壳 10g，川朴 10g，蝼蛄 1 对，商陆 10g，继进 7 剂。小便由赤转黄，量明显增多，腹胀明显好转，但仍为面色晦暗，腹水中等量，小便黄，大便每日 2~3 次。中药汤剂：党参 12g，白术 10g，土茯苓 30，川朴 10g，枳壳 10g，薏苡仁 30g，八月札 12g，水红花子 10g，猪苓 30g，车前子 15g（包煎），半边莲 15g，虎杖 15g，藤梨根 15g，一日 1 剂；给予鳖甲煎丸一日 2 次，加强软坚散结，活血祛瘀之功。

治疗 1 个月后，病情大有好转，腹水明显减少，但肝区疼痛明显，小腹冷痛，喜按喜温，下肢怕寒，舌红绛，苔褐黄，出现上热下寒症状。按原方继服加肉桂 6g，合龟龄散每次 2g，一日 2 次；同时给予加味西黄散，每次 2 粒胶囊，每日 3 次，饭后服。病情稳定，食量增加，体质大有好转，下肢浮肿消退，能自行活动。

半年后去西医医院复查，曾被否定原诊断。认为是肝硬化腹水，患者自行停药。2 个月后既往症状再次出现，腹水增加，巩膜黄染，小便短赤，大便发黑，一日 2~3 次，肝区疼痛，失眠，纳差。于 1973 年初再次来我科诊治，给予中药平肝饮：太子参 15g，白术 10g，土茯苓 30g，赤小豆 30g，八月札 15g，凌霄花 12g，生山楂 12g，白花蛇舌草 30g，一日 1 剂；克癥坚丸（本院自拟方）1 丸，一日 2 次；龟龄散 2g，一日 2 次。症状逐渐好转，患者带癌已生存 18 年，仍健在。

摘自：孙桂芝．常见肿瘤诊治指南．北京：中国科学技术出版社，1991：73-74

案2 连建伟黄土汤案

沈某，男，59岁，退休工人，1987年10月11日初诊。患者于1987年1月1日自觉小腹胀满，肠鸣矢气，尿黄口苦，而至某医院检查，确诊为肝癌后期，出现腹水。自1987年2月24日起即至我处诊治，迭进疏肝理气、健脾利水、清热化瘀、软坚散结之剂，服用半年余，证情基本稳定，小溲量较多，色转清，小腹时胀时松，饮食、大便亦较正常。但3天前突然上见呕血，下见便血，血量多而色紫黑，其人畏寒，四肢清冷，头额四肢冷汗出现，纳食不进，时欲泛恶，口苦，脉缓无力，舌质淡苔黄腻。此为失血之后，阳气欲脱而郁热未清。治宜《金匮》黄土汤法温阳摄血，佐以清热养阴。处方：制附子9g，黄芩9g，炒白术12g，阿胶珠9g，生地炭18g，炙甘草4.5g，生晒参9g，三七3g，研末伏龙肝50g，先煎，澄清，以汁煎药。5剂。

10月15日复诊：昨日仍有少许黑色大便，今日已无。肢冷转温，冷汗亦止，泛恶亦除，脉虚大无力，舌质淡苔黄腻。阳气渐复，湿热未清，再拟原意增损。上方附子改为6g，加茯苓12g。5剂。服后失血已止，然小便不利，脘腹胀满，改用利水健脾养肝之剂调治。又过3个月后，患者于1988年2月14日因肝癌久病全身衰竭而死亡。

摘自：何任．金匮方百家医案评议．杭州：浙江科学技术出版社，1991：285

案3 黄煌薯蓣丸案

郁某，男，59岁，2010年1月16日初诊。体貌：形体中等，肤色暗黄少华，神情忧愁、紧张。现病史：患者于2009年12月28日确诊为肝硬化原发性肝癌（Ⅲ期），其后行介入化疗，于2010年1月6日出院。住院期间出现发热，AFP（甲胎蛋白）及肝功能检测较正常参考值明显增高

(具体不详)，体重由 90kg 下降至 70kg。刻下症见：体力下降明显，下肢沉重如灌铅；夜寐欠安，大便溏；舌嫩红，脉软，时来一止。予薯蓣丸汤剂加减。处方：怀山药 30g，生晒参 10g，白术 10g，茯苓 10g，生甘草 5g，当归 10g，白芍药 10g，川芎 5g，生地黄 10g，肉桂 10g，麦冬 20g，阿胶 10g，柴胡 10g，防风 10g，杏仁 10g，桔梗 5g，神曲 10g，大豆黄卷 10g，干姜 10g，大枣 30g。每日 1 剂，水煎，早晚分服。

二诊（3 月 20 日）：体重渐增至 74.8kg，体力及精神好转，寐安，大便成形，舌嫩红，苔少。3 月 5 日再次行介入治疗，总体状况良好。守方续服。

复诊 1（2011 年 1 月 2 日）：原方加减服用已近 1 年，患者体力及精神可，体重增加至 80kg，复查肿瘤指标及肝功能各项指标均正常。嘱原方续服。

复诊 2（9 月 4 日）：病情稳定，体力及精神状态良好。予原方加炙鳖甲 15g，每剂服 2 天，停服 1 天。

[原按]

患者病后身体羸瘦，体质虚损，急需顾护正气、强壮体质。薯蓣丸善能补虚理劳，使患者正气渐复，并提高机体抗病力及修复能力。本案患者见消瘦、乏力、眠差、便溏、舌嫩、脉软，机体整体处于虚劳百损状态，具备本方运用指征。

摘自：薛蓓云，李小荣．黄煌经方内科医案（五）．上海中医药杂志．2012，46（5）：29-30

案 4　汤新民鳖甲煎丸案

徐某，男，50 岁，1981 年 2 月 9 日初诊。患者右胁痛 2 个月余，化验甲胎蛋白对流法阳性，火箭电泳 350ng/ml，碱性磷酸酶 45IU/L，γ-谷氨酰转肽酶58IU/L，丙氨酸氨基转移酶正常。同位素扫描示肝内巨块型占位性病变。B超示肝肿大，肝波迟钝，出波衰减，结节波。诊断为原发性肝癌。中药治以健脾软坚、理气活血、清利湿热为主。3月下旬，患者出现黄疸、腹水。4月12日突然肝癌破裂出血，继发休克，经内科保守治疗后缓解。旋又出现胸腔积液，胸、腹穿刺均为血性液体。苔薄腻，舌淡，脉细弦。明显黄疸及腹水，肝下缘在右胁下4指。治从前法出入。处方：鳖甲煎丸（吞）、川楝子、木香、陈皮、甘草、山楂、神曲、谷麦芽各9g，白术、薏苡仁、黄芪、当归、香附、郁金、赤芍、白芍各12g，漏芦、丹参、党参各15g，牡蛎、夏枯草、茵陈、白花蛇舌草、蜀羊泉、铁树叶、海藻带、车前子草、大蓟、小蓟各30g。服药月余，黄疸及腹水均消退。又7月后，症状消失而恢复工作。嗣后守方治疗，患者并加强锻炼，每日清晨去野外散步，但有时肝区仍有不舒，易出汗，饮食则不耐粗粮。1982年7月，县医院检查谓肝脏已较前明显缩小。8、9月间患者还2次出差外地。以后遂间断服药，或仅服鳖甲煎丸。年底，患者被评为单位模范共产党员。1983年9月19日患者突感身体不适，进而肝区疼痛、纳减、消瘦、腹胀、尿少，黑便间日一行。10月5日B超示肝上界6肋，下界肋下4.9cm，左叶厚14cm，长12cm，右叶斜径16.2cm，肝静脉、门静脉走向模糊不清，肝内回声光点增多、增粗、强弱不均，肝内可见多个中间光电增多，周围有晕圈，并可见不规则液体暗区，提示肝癌。10月8日患者卧床不起，腹部明显隆起，浅表静脉明显，能扪及肿大的肝脏及其表面的2个结节状肿块。以后患者神志时清时昧，终于11月19日因全身衰竭死亡，治后生存2年9个月。

［原按］

原发性肝癌Ⅱ期者，病势急骤，笔者曾统计73例，中数生存期仅20天左右。其预后与并发症有关，以合并胸腔积液者较好，腹水者次之，而黄疸者最差。本例兼有3项并发症，治后均获缓解并恢复工作，生存2年9个月之久，实为始料不及。从中提示：即使是很晚期的癌症患者，也要充满信心地给予积极治疗，仍可获得较好的疗效；其次在治疗上不宜间断，应长期坚持服药，如果本例在后阶段能持续服用中药，估计预后要好得多。

摘自：汤新民．健脾软坚散结法治疗消化系癌3例．山东中医杂志，1985，23（3）：19-20

案5　钱伯文鳖甲煎丸案

（1）秦某，男，53岁，职工，1974年10月初诊。患者于1973年春发现巩膜轻度发黄，至某医院检查发现肝肿大，肋下2cm，剑突下4.5cm，质中边钝；胸臂部见有蜘蛛痣，双手见肝掌。肝功能检查：血清总胆红素1.5mg，白蛋白3.2g/L，球蛋白2.8g/L，麝香草酚浊度10U，麝香草酚絮状试验（++），脑磷脂絮状试验（+），硫酸锌浊度14U，谷丙转氨酶40IU/L。诊断为早期肝硬化。曾服中西药1年余，症状略有减轻，但仍有上腹部不适，胃纳减退，自觉右上腹部有压痛和肿块前来门诊。初诊时，食欲不振，四肢无力，面色黧黑，腹部胀满（有轻度腹水），下肢浮肿，小便短少，大便正常，舌苔厚腻，脉细而濡。辨证为正气虚弱，脾失健运，升降失常，水湿积聚。治以益气健脾利水，佐以活血消肿。以鳖甲煎丸合胃苓汤加减。处方：鳖甲煎丸6g，分2次吞服。陈皮6g，白术15g，茯苓15g，苍术9g，川厚朴6g，冬瓜皮30g，大腹皮12g，生黄芪15g，泽泻12g，茵陈15g。7剂。

上方根据临床症状略有增减（鳖甲煎丸渐增至日服12g），先后四诊共服药28剂。

五诊时腹部胀满及上腹压痛较前明显减轻，小便量也增多，胃纳增加，苔腻稍化。守方服用3个月之后，腹部胀满、右上腹压痛及下肢浮肿等症状消失，但体力较差，以益气健脾之法进行调理，数月后逐渐恢复健康，并能增加半天工作。

（2）陈某　男，58岁，工人。患者于1974年10月患急性黄疸性肝炎，1975年5月复发1次，1978年6月下旬再次复发，10月23日查AFP放射免疫>1000ng/ml，血凝1：1000，对流（+），同位素肝扫描发现肝脾肿大，肝门放射性分布稀疏，于1978年11月21日入院治疗。入院时体检：一般情况良好，皮肤及巩膜无黄染，右面颊及颈部可见蜘蛛痣，浅表淋巴结不肿大，心肺无异常，腹部平软，肝脏右肋下1.5cm，剑突下3cm，质中，未扪及结节，脾未扪及，腹水（-）。入院后肝逐渐增大至剑突下8cm，质较硬有结节。诊断为原发性肝癌，肝炎后肝硬化。采用中医中药治疗，诊治时，自觉肝区胀痛，胃脘不适，腹部胀满，精神疲倦，四肢无力，纳呆，苔薄微腻，质偏暗，脉弦。辨证为肝气郁滞，脾失健运。治以疏肝解郁，佐以健运。处方：鳖甲煎丸、枳壳、白术、陈皮、八月札、佛手片、柴胡、茯苓、土茯苓、生熟薏苡仁、合欢皮、生黄芪、蒲公英、皮尾参等随症加减。连续服药1年8个月左右，肝区疼痛基本消失，腹胀明显减轻，胃纳亦佳，病情稳定。复查：肝剑突下缩小至4cm，质硬可及结节，AFP扩散（-），血凝1：100，对流（-），放免正常。患者服药至今已有3年余，目前仍在继续治疗中。

摘自：钱伯文，杨静国．鳖甲煎丸的临床应用．江苏中医杂志，1982，（6）：36-37

案6　彭胜权四逆散案

马某，男，66岁，1998年8月28日初诊。患者有慢性乙肝病史30余年，同年3月确诊为晚期肝癌，行肿瘤根治术，术中见多个癌瘤，并见肝硬化（失代偿期）、食管静脉曲张、胆总管下段近十二指肠处狭窄，根治术无法进行而改化疗，经介绍来诊。诊见：形体消瘦，面色苍白，疲倦，汗多，胃纳尚可，二便调，舌暗红有裂纹、苔少，脉沉细。检查肝功能：谷草转氨酶（AST）2117nmol·s^{-1}/L，谷丙转氨酶（ALT）1517nmol·s^{-1}/L，谷氨酰转肽酶（CCT）1403U/L，碱性磷酸酶（ALP）389U/L，总胆红素（TBIl）29.4μmol/L，直接胆红素（DBIl）l4.4μmol/L，间接胆红素（IBIl）15.0μmol/L，白/球比值（A/G）1.1。西医诊断：肝癌术后，肝硬化（失代偿期）。中医诊断：癥瘕，证属气滞血瘀。治以疏肝理气，活血化瘀，方用四逆散加味。处方：柴胡、桃仁各10g，香附、郁金、佛手各12g，丹参、白芍、赤芍、穿山甲（先煎）、女贞子各15g，鳖甲（先煎）、龟板（先煎）各30g。每天1剂，水煎服。

二诊：服14剂，诸症稍减，舌质暗红转淡，脉稍弦滑。仍以疏肝理气为法，方用四逆散加减：清热利湿加茵陈、溪黄草、白芍、泽泻、通草、土茯苓、败酱草；活血化瘀加丹参、赤芍、桃仁、泽兰，或以中成药大黄䗪虫丸；软坚散结加穿山甲、鳖甲、龟板，或用复方鳖甲软肝片；清热解毒加猫爪草、石上柏、半枝莲、白花蛇舌草、重楼、贯众，或用升降散（大黄、蝉蜕各5g，姜黄、僵蚕各10g）加减。此后每周复诊，历时数年。2003年2月26日复查肝功能，已接近正常。继续如法服用中药。2006年2月来电告之，病情稳定。

[原按]

笔者临证根据肿瘤患者存在湿、热、毒、瘀等因素，采用利湿、清热、解毒、化瘀等治法。本案为高龄患者，自觉症状不明显，但胃纳尚佳、二便调、夜寐安，在整体辨证前提下，以舌、脉象作为辨证要点，并参考实验室指标。辨病与辨证结合。病情稳定时治以疏肝理气、软坚散结为主；肝功能指标偏高时，治以清热利湿、活血化瘀为主，解毒法贯穿于治疗全过程。病情虽出现反复，经过治疗及配合合理饮食、规律生活起居、乐观积极的态度，带癌生存，使病情趋于稳定。

摘自：彭胜权，李永宸. 恶性肿瘤治验3则. 新中医，2007，39（2）：66-67

案7　赵冠英小柴胡汤，茵陈蒿汤，四君子汤案

董某，男，56岁。患者右上腹部胀满隐痛4个月。初诊：右上腹部胀满隐痛4个月。医院检查：肝脏占位性病变，确诊为肝癌。经两次治疗后，仍觉腹胀，发热，口苦纳差，乏力。查：精神不振，形体消瘦，面色萎黄，舌体暗红，舌苔黄腻，脉弦滑，诊其为：湿热蕴毒，气血瘀结之癥瘕(肝癌)。治法：健脾祛湿，清热解毒，调畅气机。方拟小柴胡汤、茵陈蒿汤、四君子汤合方加减，处方：生黄芪20g，黄芩、茵陈、白花蛇舌草、白英、党参、白术、茯苓、车前子（包）、莪术、虎杖各15g、柴胡、郁金、青皮、陈皮、草河车、生三仙各10g、三七粉（冲）2g，6剂，每日1剂，水煎分服。嘱患者保持精神愉快。

二诊：腹胀、疼痛减轻，纳食增加、仍口苦。查：舌体暗红、脉弦滑。药证相符，上方加佛手、川楝子各10g，增强疏肝理气之力。6剂，每日1剂，水煎分服。

摘自：贺兴东. 当代名老中医典型医案集·中册·内科分册. 北京：人民卫生出版社，2009：869-870

结　语

肝癌病情凶险，生存率低，常到发现时已是中晚期，为寒热错杂，虚实夹杂之病证，但因肝木与脾土的密切关系，治疗离不开调肝补脾。《金匮要略》中“见肝之病，知肝传脾，当先实脾”的肝病实脾法是中医治疗肝病的重要扶正之法，能提高肝脏疾病的治疗效果，在肝癌治疗中亦处处体现。

孙桂芝在茵陈蒿汤合五苓散治疗肝癌腹水一案中，对患者的肝胆湿热、水湿内停之证，不单以茵陈蒿汤消肝胆湿热，且用五苓散健脾胃利湿。脾胃主运化水湿，湿热蕴结，水湿内停，都与脾功能的失调密切相关，故健脾祛湿是肝癌腹水治疗中标本兼治的重要治法。“血不利则为水”，故在本案中还加减一些活血药，对肝癌和腹水病情的减轻都起到了重要作用。

肝癌后期病情凶险，多伴腹水，若有出血，病情则加重，与肝病日久乘脾，脾胃多已虚寒，脾不统血有关。黄土汤用于脾阳不足所致的大便下血或妇女崩漏。故连建伟治疗肝癌出血一案中用黄土汤急温脾阳，补脾胃中气以摄血，取得良效。肝癌患者常湿热较甚，在清湿热的同时应注意顾护脾胃，不可一味给予苦寒之药，以免伤脾胃，否则使脾胃更伤，为虚寒之势，则不利治疗。

薯蓣丸治虚劳诸不足，风气百疾。该方祛邪扶正并用，扶正而不恋邪，常用于治疗久病虚弱倦怠、不耐风寒、不耐劳作、食欲不振、大便滑泻、小便量多、常年遗精或白带量多、身热、贫血、消瘦等。该方体现仲景对脾胃之重视，从后天脾胃之健运为本以补虚。肝癌患者多有脾虚不足，虚实夹杂。黄煌对肝癌并发热消瘦，有虚劳之象的患者，以薯蓣丸补中虚并祛邪，也体现实脾之法在肝病的应用。

鳖甲煎丸有活血化瘀、软坚散结之功效，常用于治疗胁下癥块，为肝胆肿瘤的常用方。丸药有缓攻缓消的特点，肝癌病情凶险，因此配合健脾、抗癌等药物疗效更佳。汤新民治疗原发性肝癌Ⅱ期医案中，患者病势急骤，有出血、黄疸，且肝肿瘤较大，病势凶险。在治疗中汤新民以鳖甲煎丸合用一些疏肝健脾之品，如川楝子、香附、郁金、木香、陈皮、甘草、山楂、神曲、谷芽、麦芽、白术等，同时加入白花蛇舌草、蜀羊泉、铁树等抗癌药，并加用一些清肝火软坚散结之品，加大了理气清肝火之力，同时也兼顾脾胃，使攻邪治肝而不伤脾胃。本案患者虽病重，但在连续几个月的服药治疗中取得了显效，延长了晚期肝癌患者的生存期，实属不易。钱伯文治疗肝癌两则医案均为肝炎所致肝癌，都为肝癌早期。例1的病机为脾失健运，升降失常，水湿积聚，症状表现以脾虚湿盛为主，是典型的肝病及脾之证，通过理气健脾中药与鳖甲煎丸的配合体现肝病冶肝兼实脾，而取得良效。例2病机虽然也是肝病兼脾虚，木郁乘土，但土虚不甚，故案中主要以疏肝理气、益气健脾之药与鳖甲煎丸合用，达到有效控制病情的目的。

肝癌还与肝胆湿热内蕴，气滞血瘀密切相关，故彭胜权、赵冠英医案中都以疏肝理气合活血化瘀、软坚散结之法，兼以清热解毒化湿。彭胜权在治疗高龄肝癌晚期患者，以四逆散加味行气疏肝破结，气行则血行，活血必先理气；因患者有肝硬化症状，气血瘀滞较重，病情较急，故方中在使用活血药丹参、赤芍、桃仁、泽兰的同时，配合一些破血软坚散结之品如山甲、鳖甲、龟板，或用复方鳖甲软肝片；以猫爪草、石上柏、半枝莲、白花蛇舌草、重楼、贯众等清热解毒祛湿。案中以理气活血、破血软坚、清热祛湿解毒之法使晚期肝癌患者转危为安。赵冠英在治疗湿热内蕴较重的肝癌一案中，用小柴胡汤、茵陈蒿汤、四君子汤合方，以疏肝理气，清热利湿解毒为主，使湿浊得泻，肝气通调，气血得行；同时针对“见肝之病，知肝传脾”的特点，以四君子汤健脾扶中，使祛邪不伤正，取得良效。肝癌为最为凶险的肿瘤病之一，该两则医案在治疗中以理气活血，清热解毒之大法取得较佳疗效，充分体现了中医在治疗此凶险肿瘤疾病上的巨大优势。

第九章 胰腺癌

胰腺癌是原发于胰腺的恶性肿瘤。按病变部位可分为胰头癌、胰体癌、胰尾癌和全胰癌，其中胰头癌占70%～80%。胰腺癌早期临床症状无特异性，最常见的首发症状为上腹不适、饱胀和疼痛。多数患者表现为上腹持续性或间断性胀痛，常在餐后1～2小时加重，数小时后减轻或缓解。其中胰头癌疼痛偏于右上腹，胰体、尾癌疼痛偏于左上腹，有时在脐周或全腹。胰头癌初期上腹痛剧烈，有如胆绞痛，可放射至肩胛部，多由饮酒或食物油腻诱发；胰腺癌晚期，特别是胰体、尾癌，上腹痛常涉及腰背部。胰腺癌可兼有消瘦、消化不良、食欲不振、恶心呕吐、腹泻或便秘、呕血、黑便、发热等症状。胰腺癌的体征包括黄疸、腹部包块、肝及胆囊肿大、腹水等。黄疸在胰头癌常见，在胰体、尾癌则很少见。腹部包块多为晚期体征，胰头癌的肿块多位于右上腹和中上腹，体、尾癌多位于左上腹。近半数的胰腺癌有肝及胆囊肿大，其中无痛性梗阻性黄疸伴胆囊肿大的Courvoisier征对胰头癌具有诊断意义。

影像学诊断有B超检查、CT检查、磁共振（MRI）、正电子发射断层显像（PET）、选择性血管造影等。胰腺癌的组织学分型以导管细胞癌最多见，其他包括腺泡细胞癌、胰岛细胞癌、未分化癌、胰母细胞癌、癌肉瘤等。实验室诊断：胰头癌致梗阻性黄疸时，血清胆红素显著升高；消化道癌相关抗原CA19-9被认为是胰腺癌的血清标志物，其诊断准确率达90%。

胰腺癌归属于中医学“癥积”、“积聚”、“黄疸”、“胁痛”等疾病范畴。

常见证型有肝胆湿热、瘀血内阻、寒湿困脾、正虚邪恋等。

案 1　陈瑞春小柴胡汤合四逆散案

李某，男，67 岁，2006 年 2 月 27 日初诊。左胁下疼痛 1 个月余。

初诊：患者体检发现胰头癌，于 2006 年 1 月 18 日在上海瑞金医院行胰头癌手术治疗，术后化疗 4 天出现左胁下疼痛，用止痛药可缓解，但停药即又有反复。近日兼出现饮食异常，腹部胀满，矢气则舒，嗳气不畅，纳食尚可，口干微苦，睡眠欠佳，大便溏，便前腹痛，小便平，无发热。察其面色略苍白，无黄疸；舌淡，苔白滑厚腻，脉虚数。此为肝胃气滞，治疗不必拘泥于西医病名。治以舒肝和胃，理气消胀为主。方用小柴胡汤合四逆散加减。处方：柴胡 6g，黄芩 6g，党参 15g，法半夏 10g，炙甘草 6g，白芍 10g，枳壳 10g，厚朴 6g，青陈皮各 10g，广木香 6g，炒谷麦芽各 10g。7 剂，水煎服，日 1 剂。其他治疗方法：健脾益气冲剂 10g，口服，日 1 次。

复诊：服药后，患者左胁下疼痛略减，小腹胀气减轻，睡眠、精神亦有改善。效不更方，前后共服上方 40 余剂，左胁痛基本消失。但仍有便前腹痛，便后痛缓，质偏溏等症，改用四逆散合异功散，14 剂后，大便转日 1 ~2 次，自觉无特殊不适而停药。

摘自：贺兴东．当代名老中医典型医案集·中册·内科分册．北京：人民卫生出版社，2009：662-663

案 2　顾奎星茵陈蒿汤合大柴胡汤案

柏某，男，43 岁，驾驶员，1987 年 5 月 3 日初诊。因食欲减退、巩膜黄染在当地县医院做 B 超检查，见胰头、胰体部有 2. 2cm×3. 4cm 和 5. 2cm×

6.8cm 2 个低回声区，分布不均匀，边缘欠规则。拟诊为胰腺肿瘤。后行剖腹探查，见胰头至胰体部肿瘤质硬、不活动，边界欠清，且与胃后壁、肝门静脉、肠系膜等广泛粘连，无法分离，故仅切淋巴结以做活检。病理活检确诊胰腺低分化癌。术后 2 周来宁就诊。刻诊：腹胀，腹痛，无食欲，深度黄疸，皮肤瘙痒，腹部膨隆，叩之鼓音，胰腺肿块随手可及，质硬，压痛明显。术后未曾解过大便，小便混浊，舌胖有齿印，苔黄腻，脉弦滑。证属湿热瘀阻，腑气不通。治宜清热利胆，通腑泄浊。方选茵陈蒿汤合大柴胡汤化裁。处方：茵陈 30g，栀子 15g，黄芩 10g，制大黄 10g，净柴胡 6g，猪茯苓各 10g，蛇六谷 10g，虎杖 15g，厚朴 10g，石打穿 15g，生鸡内金 10g，金钱草 15g，墓头回 10g，半枝莲 15g，白花蛇舌草 15g。服药 3 剂后，大便通而不畅，腹胀暂缓，腹痛依旧，食后腹胀又作。

二诊：原方去黄芩，加木香 15g，槟榔 15g，莪术 15g，芒硝 10g（冲服），又 3 剂。并加黑膏药肿痛局部外敷，黑膏药内加牵牛子（3g）、巴豆霜（1g）、生大黄（5g）等药末。3 天后，腹胀、胀痛明显改善，大便通畅，每日 1 次，量多，食欲增进。嘱内服原方，外敷连续半个月，黄疸减轻。后内服丹栀逍遥散加减，局部外敷 3 个月。B 超复查，瘤体缩小超过 50%。半年后，肿瘤消失，恢复工作，现健在。

摘自：顾奎星，杨桂云．相反相畏药对在肿瘤临床的应用举隅．江苏中医，1998，19（3）：26-37

结　语

胰腺当属中医学脾胃系统，胰腺癌的发生与脾胃功能失常密切相关。在《难经》有提到：“脾之积，名曰痞气，在胃脘，覆大如盘。久不愈，令四肢不收，发黄疸，饮食不为肌肤。”肿瘤多因气滞久致血瘀，进而形成癥积、积聚。脾胃失调又常与肝气所乘有关，肝气不疏影响脾胃的同时也会加重气血瘀滞之势。《活人录汇编》云：“脾之积为痞气……病者多由思虑伤脾，脾气郁结不舒，则营气凝滞，不运不舒，并积于中宫而成痞。”在《证治汇补》中也提到：“积之始生，因起居不时，忧恚过度，饮食失节，脾胃亏损，邪正相搏，结于腹中。”故治疗胰腺肿瘤之时常气血并调以消癥。

陈瑞春治疗消化道肿瘤多注重肝胆气机。若肝胆气郁，则脾胃不和。患者术后出现左胁下疼痛，并反复不得解，伴有饮食异常，脾胃气滞等症状，故陈老在首诊中不拘泥于西医病名，治以舒肝和胃、理气消胀为主，以达调理肝胆脾胃之目的，并辅以健脾益气冲剂疏补兼施，取得了良好的疗效。这种调肝之气机以和脾胃并理气血之法，在消化道肿瘤的治疗中具有重要的意义。

顾奎星治疗胰腺癌医案中，起初患者证属湿热瘀阻，腑气不通，临床表现以腑实、黄疸为主，表现出一派肝胆湿热内壅之象，故当急通腑以泄其湿热。茵陈蒿汤和大柴汤两方均有通下、去湿、退黄之功，合用则清热利胆、通腑泄浊之力更甚，再合用一些清热利湿抗癌药，并外敷泄下药组成的黑膏药以急泄肝胆湿热，消其腹胀黄疸。待肝胆湿热得泄，后以疏肝之方丹栀逍遥散加减配合外用药以续调，最终取得消癥之良效。

第十章 大肠癌

大肠癌是指发生在大肠黏膜上皮的恶性肿瘤，分为结肠癌和直肠癌，是消化道最常见的恶性肿瘤。其发生与饮食有很大关系，如高脂肪、低纤维饮食及霉变食物等，或由大肠慢性疾病恶变而成。大肠癌早期无明显症状，常是病情发展到一定程度后才出现临床症状。其症状有肠刺激症状、排便习惯的改变、便血、肠梗阻、腹部肿块、贫血、消瘦、发热、乏力等。大肠癌体征表现：直肠指检可触及肿物，部分在腹部可触及包块，全身检查可以发现贫血及转移征象，如锁骨上淋巴结肿大、肝肿块等。晚期常因肿瘤的转移扩散而出现一些症状及体征，表现为：局部侵袭见骶部疼痛，穿孔引起急性腹膜炎、腹部脓肿、肝转移见肝大、黄疸、腹水，肺转移见咳嗽、气促、血痰，脑转移见偏瘫、昏迷，骨转移见骨痛、跛行等。远处转移，如骨、肺、肝等器官转移。

影像学诊断方法有：钡餐灌肠X线检查、B型超声检查、CT检查、磁共振（MRI）扫描和纤维结肠镜检查。病理学诊断：大肠癌早期分型为息肉隆起型、扁平型、扁平隆起型和扁平隆起溃疡型。中晚期大肠癌的大体分型有肿块型、溃疡型和浸润型。在组织病理学上，以腺癌为主，占大肠癌总数的90%以上。实验室诊断目前无特异性。大便潜血实验是大肠癌筛选的常用方法，但存在50%的假阴性率，因此常需进一步进行钡餐灌肠X线检查和纤维结肠镜检查。大肠癌最常用的血清肿瘤标志物是癌胚抗原（CEA）。

大肠癌归属于中医学“癥瘕”、“积聚”、“肠风”、“脏毒”、“肠蕈”、“下痢"、"锁肛痔"等疾病范畴。常见证型有脾虚气滞、湿热蕴结、瘀毒内阻、脾肾两虚、肝肾阴虚、气血两虚等。

乔保钧白头翁汤案

高某，女，30岁，1987年10月24日初诊。患者素体康健，2个月来少腹坠胀疼痛，阵发性加剧，大便挟带血性黏液，里急后重，当地卫生院诊为"痢疾"。经用痢特灵、庆大霉素等住院治疗十多天，少腹胀痛不减，血便日益严重，特转诊我科求治。刻诊：大便下血，每日数次，血多粪少，挟带脓液，甚则纯血无便，血色鲜红，气味异常，伴少腹胀痛、里急后重，口干喜饮，饮食尚可。查体：形体消瘦，精神尚佳，面色晦暗，体温正常，小腹腹肌紧张，按压疼痛，舌质红、苔黄腻，边不齐，脉弦滑数。肠镜检查怀疑直肠癌（浸润型），病灶组织经洛阳医专附院病检，确诊为直肠癌。

辨证：湿热毒邪结聚，下焦气机阻滞，灼伤肠道血络。

治则：清热燥湿，凉血解毒，行气导滞。

方药：白头翁汤化裁。

白头翁15g，黄连9g，黄柏10g，苦参10g，广木香9g，槟榔13g，沉香3g，生大黄5g，焦山楂13g，枳壳7g，地榆10g，白芍药30g，白花蛇舌草30g。10剂，水煎顿服。

1987年11月10日二诊：上方显效，胀失痛消，下血明显减少，患者喜不自禁，唯后重不除。查：舌质红、苔黄略腻，脉弦滑数。病虽有减，病机未变，治仍宗上方加槟榔9g，白花蛇舌草30g，继进10剂。2个月后患者登门相告：上药尽剂，血止痛失，精神大振，已恢复正常劳动。遂劝其趁正气不虚及时手术，以求根治。

摘自：乔振纲．乔保钧医案．北京：北京科学技术出版社，1998：259

结　语

中医学认为大肠癌发生多因饮食不节、忧思抑郁、久泻久痢、劳倦体虚、感受外邪、湿毒蕴结等导致脾胃受损，运化失司，湿浊内生，邪毒留滞肠道，日久而成肿块。《灵枢》云："寒气客于肠外，与卫气相搏，气不得营，因有所系，癖而内着，恶气乃起，息肉乃生，其始生也，大如鸡卵，稍以益大，至其成，如怀子之状，久者离岁，按之则坚，推之则移，月事以时下，此其候也。"张景岳也认为："凡脾肾不足及虚弱失调之人，多有积聚之病。"《外科正宗》提到大肠癌病机为："又有生平性情暴急，纵食膏粱，或兼补术，蕴毒结于脏腑，火热流注肛门，结而为肿。"因此，针对正气虚，脾肾不足，使邪毒湿热留滞大肠，气血凝滞的病机，治疗上应以扶正固本祛邪、清热利湿解毒、活血化瘀、软坚散结为原则。

白头翁汤为肝经湿热下注大肠、损伤脉络的病证治疗方，有清热燥湿、解毒止利之功。本案中患者下利便脓血秽臭，里急后重，血色鲜红，并伴有腹痛，为湿热蕴结大肠之象；其脉弦滑数，苔黄腻，有肝经湿热之征，为白头翁汤证之典型临床表现。故治疗上以白头翁汤为主方祛湿热实邪，配合凉血止血之品，并加抗癌药白花蛇舌草加强清热解毒之力；因胃肠以通降为顺，忌过寒伤正，故方中加广木香、槟榔、沉香、焦山楂以调顺胃气，既有利排湿热之毒又免过寒伤正。消化道癌症患者多有脾虚之征，因而在祛邪之时常需注意兼顾中气，使邪去而正不损，更有利于癌症患者体质的恢复。

第十一章 膀胱癌

膀胱癌是指发生于膀胱上皮和间皮组织的恶性肿瘤。其病因与吸烟、长期接触芳香类物质、膀胱炎、膀胱结石等有关。一些寄生虫病（如埃及血吸虫病）、盆腔照射也可使膀胱癌患病率增高。临床症状表现：①无痛性肉眼血尿或显微镜下血尿，可为间歇性或全程或终末血尿，有时夹血块。无痛性、间歇性全程肉眼血尿是膀胱癌常见的早期症状。②出现膀胱刺激症状，该症状早期较少出现，而在合并感染、出血、坏死或肿瘤出现在膀胱三角区时可引起尿频、尿急、尿痛等。③当肿瘤发生在膀胱颈或瘤体较大、肿块形成、脱落的癌组织阻塞尿路时可引起排尿困难，或点滴而下，甚至尿潴留。④肿瘤浸润输尿管时可引起肾盂积水和上泌尿道感染，出现腰痛、腰酸、发热等症状。若侵犯直肠、盆腔、腹膜、髂静脉旁淋巴结可出现一些局部相应症状。肿瘤坏死组织脱落时尿液中可有腐肉组织排出。若侵犯两侧输尿管还可出现少尿或无尿。晚期可在下腹部，特别是膀胱顶部触及肿块多为腺癌。膀胱癌体征表现：浸润晚期在下腹部耻骨上区可触及坚硬肿块，排尿后不消退；如并发肾功能不全时可有下肢凹陷性水肿；贫血时可见贫血征。

膀胱镜检查是诊断膀胱癌的主要方法。影像学诊断方法有：排泄性尿路造影X线检查、超声检查、CT检查、磁共振（MRI）扫描检查。病理学诊断：分为上皮性和非上皮性肿瘤。上皮性肿瘤占膀胱癌总数的95%以上，多数为移行细胞乳头状癌，鳞癌和腺癌较少。非上皮性肿瘤由间质组织发生，很罕见。

实验室诊断：①尿常规可较早发现膀胱癌，出现红细胞结合其他检查可确诊。②尿脱落细胞学检查阳性者常占膀胱癌的85%。③膀胱癌标志物的检查。检测患者血浆和尿中CEA和纤维蛋白降解产物（FDP）。其中尿FDP与瘤细胞检查对膀胱癌的诊断率极高。④流式细胞（FCM）检查。⑤定量荧光图像分析。

膀胱癌归属于中医学“溺血”、“血淋”、“癃闭”等疾病范畴。常见证型有膀胱湿热、瘀血内阻、瘀毒蕴结、脾肾亏虚、肝肾阴虚、阴虚火旺等。

刘伟胜苇茎汤案

袁某，男，65岁。

患者于1992年1月偶然发现血尿，以后逐渐加重。经广州某医院膀胱镜检查，见右侧输尿管口外上方有一菜花状肿物，约1.5cm×2cm大小，在膀胱镜下切除并电灼；病理结果为乳头状癌。曾用FAP方案化疗3次。1993年5月复发，患者不愿再手术，而要求中医治疗。于1993年5月20日初诊。来诊时，消瘦，面色苍白，贫血貌，疲倦乏力，尿频、尿痛，排尿不畅，血尿，大便硬结，下腹部痛，舌质红，苔黄腻，脉弦滑。

辨证：湿热下注。

治则：清热解毒利湿，化瘀止痛。

方药：木通18g，车前草20g，滑石20g，大黄10g，萹蓄10g，白茅根20g，三七末1.5g（冲服），薏苡仁20g，半枝莲30g，黄柏10g。每日1剂，煎2次，分2次服。

经上述治疗2个月余，血尿消失，无尿频、尿痛；排尿通畅，大便正常，因患者家住外地，不便来诊而改服知柏八味丸10g，每日3次；西黄丸，每日1g。及至1996年6月，患者因感冒诱发咳嗽、发热、痰中带血，呼吸不畅，舌质红，舌苔黄，脉数，而再次来诊。CT检查结果为双肺转移性肿瘤，可能来自膀胱。

辨证：肺热壅盛。

治则：清肺泄热。

方药：苇茎汤加减。

苇茎20g，桃仁10g，冬瓜仁20g，薏苡仁20g，半枝莲30g，白花蛇舌草30g，三七末1.5g（冲服），鱼腥草30g，黄芩20g，金银花20g，蒲公英20g，全蝎6g，蜈蚣4条。每日1剂，煎2次，合一次服。连续服3周后，发热退，血痰消失。改用以下方法治疗：

（1）消积饮1瓶，每日1次。

（2）西黄丸1g，每日1次。

（3）知柏八味丸6g，每日3次。

1997年春节，患者来信说病情稳定，可做家务，偶有服药，但不经常。

摘自：刘维胜，冯维斌．中医肿瘤、呼吸病临证证治．广州：广东人民出版社，1999：156-157

结　语

中医古籍没有膀胱癌的病名，但对其常见的血尿症状有很多论述。《素问》提到：“岁少阳在泉，火淫所胜，民病溺赤，甚则血便。”《景岳全书》也提到：“凡溺血证，其所出之由有三：盖从溺孔出者二，从精孔出者一也。溺孔之血，其来近者，出自膀胱，其证溺进必孔道涩痛，小水红赤不利，此多以酒色欲念，致动下焦之火而然。”对于膀胱癌产生血尿的病机，中医学认为是脾肾亏虚，湿热瘀毒积聚于膀胱所致。《金匮要略》云：“热在下焦者，则尿血。”《医学心悟》云：“心主血，心气热，则遗热于膀胱，阴血妄行而溺出焉。又肝主疏泄，肝火盛，亦令尿血。……凡治尿血，不可轻用止涩药，恐积瘀于阴茎，痛楚难当也。”治疗上以补虚泻实为主要原则，其中泻实以利湿清心火为常用治法。

本案中患者为膀胱癌实证，以八正散加减方清其膀胱湿热，治疗2个月消除膀胱癌血尿、尿痛等湿热所致的症状，使病情得到控制。肺与膀胱关系密切，故膀胱癌常发生肺转移。苇茎汤为治疗肺痈之经方，清肺中壅积之热。本案中患者在4年后发生肺转移，据其肺热壅盛证，刘维胜不受膀胱癌等因素，依证用苇茎汤加减清其肺热邪毒，有效控制了病情。

第十二章 卵巢癌

卵巢癌是指卵巢恶性肿瘤。卵巢癌早期多无症状，出现症状时多为晚期，有腹胀、腹部肿块及腹水等症状。若肿瘤向周围组织浸润或压迫神经时，可引起腹痛、腰痛、坐股神经痛、下肢浮肿等。常无月经紊乱，如果双侧卵巢被癌组织破坏可引起月经失调或闭经。如果为功能性肿瘤可引起功能失调性子宫出血、绝经后阴道出血或男性化等一些雌激素或雄激素过多的症状。晚期还可表现为消瘦明显、严重贫血等。

妇科检查：在阴道后穹窿可触及散在的坚硬结节或肿块，多为双侧，表面凹凸不平，固定不动。腹股沟、腋下或锁骨上淋巴结有时可触及或肿大。影像学诊断方法有：超声检查、CT 检查、磁共振（MRI）扫描和正电子发射断层显像（PET）或 PET/CT 检查。病理学诊断：细胞学病理检查，包括腹水细胞学、阴道后穹窿吸液细胞学及细针穿刺抽吸（FNA）细胞学检查，组织病理学检查。实验室诊断采用血清肿瘤标志物检查，对卵巢癌诊断有重要参考价值。其中 CA125 诊断卵巢上皮性癌尤其是浆液性囊腺癌的阳性率在 80% 以上。甲胎蛋白（AFP）是检查卵巢生殖细胞肿瘤的重要指标。另外还有一些检查指标，如绒毛膜促性腺激素（HCG）、乳酸脱氢酶（LDH）、癌胚抗原（CEA）。

卵巢癌归属于中医学“肠覃”、“癥积”等疾病范畴。常见证型有气滞血瘀、寒凝血瘀、痰湿凝聚、湿热毒蕴、气血亏虚、气阴两虚、脾肾阳虚等。

顾奎星温脾汤合五苓散案

张某，女，52岁，1996年8月26日初诊。因“左卵巢癌术后，第2次化疗后剧烈呕吐、失眠”而就诊。1年前因左卵巢癌而行双侧卵巢切除手术，术中见淋巴结转移。术后进行了全腹和盆腔放射治疗。6个月后B超见腹水量中等。MRI检查发现，卵巢手术残端有一直径为2cm的实体瘤，拟诊为卵巢癌复发。采用联合化疗方案治疗。先用CAP方案治疗2个周期，瘤体未见缩小，腹水反见增多，腹围由78cm增至81cm，后改用PVB方案治疗3个周期，仍未见明显疗效。后因白细胞降低，并有严重呕吐、失眠等症而被迫中止，转投中医药治疗。就诊时，患者面色萎黄，目眶黧黑，语声低微，腹胀如鼓，腹围84cm，恶心频作，烦躁不安，大便旬日未解，小便量少，舌淡苔有紫斑，苔腻，脉细数。

辨证：脾肾两虚，失于温运，致水湿邪毒内聚。

治则：宜温补脾肾，通腑泄浊，使脾运得健，腑通气顺，湿浊自祛。

方药：温脾汤合五苓散化裁。

处方：党参15g，炒白术10g，猪苓、茯苓各10g，泽泻12g，车前子10g，川桂枝6g，淡干姜3g，淡附子6g，八月札10g，枳壳6g，制大黄10g，仙鹤草15g，土茯苓10g，炙甘草6g。

进药3剂，药效平平。续于原方中加入川厚朴10g，商陆9g，制大黄改为后下，以增强通腑泄浊之力。又取3剂。药进首剂，当日即解大便一次，量多，恶臭，腹胀暂得缓解，但进食后腹胀又起，遂于二诊方中再加甘遂6g继进，并加用黑膏药外敷。黑膏药内加生半夏3g，生川乌3g，甘遂3g，甘草3g，生大黄5g等药末，外敷下腹部，并用热水袋置膏药上加温。敷后2小时，即矢气频作，随即排出大量恶臭粪水。日3~4次，连续2天，腹胀渐减，腹围自84cm缩为68cm。自觉乏力易倦，嘱病人进饮赤小豆米粥和乌鱼汤（加少量葱、姜、椒目），病情稳定。后改用参苓白术散合当归补血汤加减，巩固疗效。8个月后因盆腔广泛转移、恶病质而亡。

摘自：顾奎星，杨桂云．相反相畏药对在肿瘤临床的应用举隅．江苏中医，1998，19（3）：26-37

结　语

卵巢癌属中医学“肠覃”、“癥积”等一类疾病。《妇人大全良方》云："夫妇人积年血癥者，……，久而不瘥，则心腹两胁苦痛，害于食，肌肤羸瘦。"《医宗必读》提到："女子癥瘕，多因产后恶露未净，凝结于冲任之中，而流走之新血，又日凝滞其上以附益之，逐渐积而为癥瘕矣。"其病机多为气滞血瘀、痰湿凝滞、湿热毒结、气血亏虚等。而中晚期多以虚实夹杂，其中脾肾虚多见。本案为化疗后卵巢癌复发伴腹水，病势险恶。其证见患者面色萎黄，目眶黧黑，语声低微，腹胀如鼓，恶心，烦躁不安，大便旬日未解，小便量少，舌淡苔有紫斑，苔腻，有脾虚湿盛之征，同时腑实瘀滞之实证也重。中气不扶则正气难保，故以温脾汤合五苓散化裁，温补脾肾以运化湿邪，同时通腑泄浊，以调胃气泄肠胃邪实，使腹水得减，稳定病情。本案病情凶险，是癌症后期常见之情形，治疗上以顾护胃气正气为先，泄实扶正。否则皮之不存毛将附焉？这也是中医以人为本治疗癌症的基本法则。对于中晚期患者，在祛邪实同时重视固本，待正复后再图进一步祛邪，方可使病情向有利方向发展。

第十三章 宫颈癌

宫颈癌是来自宫颈上皮的恶性肿瘤，是女性发病率最高的恶性肿瘤。阴道感染人乳头状瘤病毒（HPV）是宫颈癌及癌前病变的首要因素。发病的其他高危因素有初次性交过早、多个性伴侣、孕产次数过多、宫颈糜烂等。宫颈癌早期无临床症状，病变发展时可出现阴道出血、白带增多、组织浸润及压迫症状等。其中阴道出血是本病最常见的症状，80%的患者有不规则阴道出血。早期量少，多表现为性交后出血。晚期出血量大，肿瘤菜花形或侵犯大血管时可大量出血，甚至休克。早期白带量增多，混有血液。晚期因肿瘤坏死及感染，白带混浊或呈脓样，有恶臭。宫颈癌浸润膀胱可引起尿频、尿痛、脓血尿等，甚则形成膀胱阴道瘘；浸润压迫大肠、直肠可引起便秘、便血，甚至形成直肠阴道瘘；压迫盆腔内神经可引起下腹部、腰骶部或坐骨神经痛。晚期可出现腹股沟淋巴结肿大和会阴部肿块等。

内窥镜检查有阴道镜、膀胱镜、直肠或结肠镜检查。还可结合静脉肾盂造影、CT、MRI。病理学诊断有鳞状细胞癌、腺癌，及少见的类型如腺鳞癌、小细胞癌及未分化癌等。实验室诊断有宫颈刮片、HPV DNA 检查、宫颈活检及宫颈管刮取术、相关肿瘤标志物检测等。

宫颈癌属于中医学“崩漏”、“癥瘕”、“五色带下”等范畴。常见的证型有：肝郁气滞，冲任失调；肝经湿热，毒蕴下焦；肝肾阴虚，瘀毒内蕴；脾肾阳虚，瘀毒下注等。

郭志雄当归芍药散合四逆散案

黄某，女，37岁，个体户，2006年4月25日初诊。因阴道不规则出血3个月余，在当地医院宫颈涂片提示宫颈低分化鳞癌，并行盆腔淋巴结清扫术+大网膜松解术，术后诊断为宫颈低分化鳞癌ⅡB期。术后1个月在省肿瘤医院行化疗（紫杉醇+卡铂）4次，同时局部调强放射治疗（IMRT）25次。出院后患者自觉下腹疼痛，有时隐痛，时绞痛，时坠胀疼痛，大便时干时稀，恶心，纳差，眠差，口服止痛药和抗菌药物（名称不详）无效，而来院就诊。症见：面色晦暗，神疲乏力，口苦，舌黯红，苔白腻微黄，脉滑数。证属肝郁血滞，脾虚湿阻。治宜养血调肝，健脾利湿。予当归芍药散合四逆散加减。处方：当归10g，白芍30g，川芎10g，泽泻15g，白术15g，茯苓15g，柴胡10g，枳实6g，陈皮6g，䗪虫10g，香附10g，黄芪30g，西洋参5g，莪术10g。5剂，每日1剂。1周后复诊，腹部疼痛明显减轻，下坠感消失，饮食稍差，上方加砂仁10g（后下），续服5剂，诸症消失，目前间断在门诊服中药治疗。

摘自：向生霞．郭志雄主任医师运用经方治疗肿瘤兼证举隅．中国中医急症，2010，19（12）：2085-2087

结　语

宫颈癌病位在下焦，又属妇科疾病，与肝经及任脉密切相关，故治疗上常用调肝理血之法。当归芍药散为疏肝活血健脾化湿之方，为妇人腹痛治疗之常用方。本案为宫颈癌术后，证属肝郁血滞、脾虚湿阻，用当归芍药散疏肝活血止痛，兼以调脾祛湿；合用四逆散以加强理肝气之功，肝气条畅则周身气机亦顺；并用了䗪虫、莪术等活血祛瘀之峻品，使瘀阻之势得解；另加黄芪、西洋参，扶正补气，使祛邪而不伤正，行气而不伤气。

第十四章 子宫肌瘤

子宫肌瘤是女性生殖器官中最常见的一种良性肿瘤，又称为纤维肌瘤、子宫纤维瘤。由于子宫肌瘤主要是由子宫平滑肌细胞增生而成，其中有少量纤维结缔组织作为一种支持组织而存在，故称为子宫平滑肌瘤，简称子宫肌瘤。发病因素迄今仍不十分清楚，可能涉及到正常肌层的细胞突变、性激素及局部生长因子间的较为复杂的相互作用。临床最常见症状为子宫出血，出现于半数以上的患者。其中以周期性出血为多，可表现为月经量增多、经期延长或周期缩短。亦可表现为不具有月经周期性的不规则阴道流血。子宫出血以黏膜下肌瘤及肌壁间肌瘤较多见，而浆膜下肌瘤很少引起子宫出血。随肌瘤逐渐生长临床还可见腹部包块及压迫症状。当其使子宫增大超过 3 个月妊娠子宫大小或为位于宫底部的较大浆膜下肌瘤时，常能在腹部扪到包块，清晨膀胱充盈时更为明显。包块呈实性，可活动，无压痛。肌瘤长到一定大小时可引起周围器官压迫症状，贴近膀胱者可产生尿频、尿急；巨大宫颈肌瘤压迫膀胱可引起排尿不畅甚至尿潴留；子宫后壁肌瘤特别是峡部或宫颈后唇肌瘤可压迫直肠，引起大便不畅、排便后不适感；巨大阔韧带肌瘤可压迫输尿管，甚至引起肾盂积水。当浆膜下肌瘤发生蒂扭转或子宫肌瘤发生红色变性时可产生急性腹痛。临床上除上述症状外，还可导致白带增多、不孕不育、流产、贫血等。根据肌瘤生长方向不同分为三类：于肌壁间生长的肌瘤，称肌壁间肌瘤，约占 60%～70%；向子宫浆膜方向生长的肌瘤，称浆膜下肌瘤，约占 20%；向子宫黏膜方向生长，突出于子宫腔的黏膜之下，称黏膜下子宫肌瘤，约占10%~15%；多种类型的肌瘤可发生在同一子宫上，称为多发性子宫肌瘤。

影像学诊断方法有：超声检查、磁共振（MRI）扫描、内窥镜检查、子宫输卵管碘油造影检查。其中超声检查是最常用的检查方法，可较准确地评估子宫大小和肌瘤大小、位置及数目，尤其适用于肥胖患者或肌瘤较小者。

子宫肌瘤归属于中医学“癥瘕”、“石瘕”、“血癥”等疾病范畴。常见证型有气滞血瘀、气虚血瘀、寒凝血瘀、血瘀痰凝、瘀热互结、肾虚血瘀等。

案1　班秀文当归芍药散合消瘰丸案

覃某，女，37岁。1993年2月23日初诊。发现子宫肌瘤2个月。月经量多，带下时清时黄，量或多或少，偶夹血丝。月经23~25日1次，经量中等，色暗红，夹血块，经行腰胀痛，或有乳房胀痛。末次月经2月12日。头晕，胸闷，纳食、睡眠尚可，二便调，舌淡红，苔薄白，脉细缓。1992年12月23日某医院B超检查报告：宫颈下唇见1. 3cm×2. 5cm肌瘤。超声提示：宫颈小肌瘤。辨证属湿滞瘀结。以化瘀消癥，健脾祛湿法治之。予当归芍药散合消瘰丸加味治之。处方：当归、白术、泽泻、贝母、海藻、香附、赤芍各10g，土茯苓20g，生牡蛎（先煎）30g，玄参15g，川芎6g。水煎服，每日1剂。上方加减连服3个月，白带正常。1993年5月22日B超复查，子宫颈肌瘤消失。

摘自：卢慧玲. 班秀文治疗子宫肌瘤的经验. 湖北中医杂志，1994，16（107）：4-5

案2　班秀文桂枝茯苓丸案

谢某，女，39岁。1992年12月12日初诊。检查发现子宫肌瘤一年余。月经周期尚规律，经将行则小腹疼痛，经行时则小腹痛加剧，不能坚持工作，持续两天方能缓解：月经量多，色暗红，夹瘀块，5 天干净，末次月经 1992 年 12 月 7 日。平素带下一般，饮食、睡眠均可，二便如常，舌淡红，苔薄白，脉沉细。1990 年 5 月 13 日某医学院 B 超检查报告：子宫左后壁内，子宫肌瘤并腺肌症可能。中医辨证属瘀血内停、结而成癥，治宜软坚散结、破积消癥，仿桂枝茯苓丸加味治之。处方：黄芪、鸡血藤各 20g，桂枝 6g，赤芍、丹皮、桃仁、山楂、益母草、延胡索、莪术、大枣各 10g，茯苓 15g。水煎服，每日 1 剂。上方增减连服 4 个月，经行腹痛消失。1993 年 4 月 15 日 B 超复查，子宫肌瘤消失。

摘自：卢慧玲. 班秀文治疗子宫肌瘤的经验. 湖北中医杂志，1994，16（107）：4-5

案 3　张子琳温经汤案

苏某，女，39 岁，太原市人。

1979 年 10 月 13 日初诊；小腹有块二年多，初如鸡卵，渐渐增大，不觉疼痛。平时腰困，怕冷，轻度浮肿，白带多。前一段子宫出血多，近来没有大量出血。月经提前，经期延长，每次七八天才能干净，经色淡、口干、恶心、食欲、二便如常。舌苔薄，脉沉细。经西医多次内诊，诊为子宫肌瘤，建议手术治疗。由于患者不欲手术，意欲用中药治疗。根据上症，属于冲任虚寒，瘀血结块。治宜温经散寒，养血祛瘀，温经汤加减主之。处方：当归 10g，川芎 6g，白芍 16g，阿胶 10g，吴茱萸 8g，桂枝 6g，麦冬 10g，半夏 6g，党参 10g，丹皮 6g，炙甘草 6g，川断 6g，焦杜仲 16g，生姜 10g，水煎服。

10 月 22 日二诊：上方服 6 剂，近日月经适来，经期正常，腰痛减轻，仍头闷、失眠。脉沉较前有力。原方加远志 5g，炒枣仁 15g。水煎服。

10 月 25 日三诊：上方服 2 剂，腰困轻，失眠好，近日浮肿，以面部、手足为著。脉沉而弱。原方合五皮饮加减主之。处方：当归 10g，川芎 6g，白芍16g，吴茱萸6g，桂枝6g，麦冬10g，党参10g，丹皮6g，焦杜仲10g，川断10g，桑白皮10g，冬瓜皮12g，茯苓皮12g，生姜皮6g，水煎服。

10月29日四诊：服上药2剂，腰困、失眠、头晕闷，面浮躁等均显著见好，手还肿。口干，喜吃冷物，脉沉较有力。仍遵温经散寒，祛瘀利水之法。上方去姜皮，加石斛12g，水煎服。

11月15日五诊：上方四次加减化裁共服8剂，腰困已好转，小腹之结块明显缩小，时而摸着，时而摸不着，仍轻度浮肿。此次行经提前6天，余无不适。患者体质已好转，应着重治疗腹中结块。改用散聚汤加减治之。处方：半夏10g，槟榔6g，当归10g，陈皮6g，杏仁6g，桂心6g，云茯苓10g，炙甘草6g，川芎6g，枳壳6g，厚朴6g，吴茱萸6g，茯苓皮12g，桑白皮10g，冬瓜皮12g，水煎服。

11月26日六诊：患者自述，小腹积块，有时摸着在左，有时摸着在右，滑利活动。腰困减轻，轻度浮肿，左胁痛。脉较有力。正气原虚，宜疏补两施，缓攻为宜。处方①：当归10g，川芎6g，白芍10g，阿胶10g，党参10g，桂枝6g，半夏10g，麦冬10g，吴茱萸6g，丹皮9g，炙甘草6g，杜仲10g，川断10g，生姜10g。处方②：15日方去川芎、茯苓皮、桑白皮、冬瓜皮，加杜仲10g，川断10g，附子1. 5g。以上两方交替水煎服用。

1974年2月11日七诊：上方交替服用二月余，近日食纳、二便均好，小腹结块隐约可以触及，大如红枣。近半月来主要是两足跟灼痛。脉沉弱。大积大聚，衰其大半即止。足跟痛虽系小痛，乃肾经虚损，治宜峻补。处方：熟地16g，山茱萸10g，怀山药10g，云苓6g，泽泻8g，龟板10g，肉桂6g，丹皮6g，牛膝10g，水煎服。

本方加减，服用10余剂，患者于三月份又来复诊，说：又经西医妇科检查，认为子宫肌瘤已消失。唯足跟仍时有灼痛，眼睛干糊。嘱服知柏地黄丸。

[原按]

子宫肌瘤在妇科肿瘤中为多见的良性肿物。其中有一部分经服中药确可消散。近年来，各地治法不一，多以活血化瘀为主。定一方坚持服用，有取效者，而亦有不效者。张老治法是以证为主，辨证施治：出血时止血，有聚者散聚，浮肿者消肿，治法不拘一格，近年来治验颇多。本案的特点是处处以顾正为主。因患者病已日久，腰困、畏冷、出血、脉沉细，皆为气血虚寒之症，故用《金匮》温经汤。正如黄树曾所论："汤名温经，以瘀血得温即行也，方内多培养气血之药也，未尝着重逐瘀，而瘀血自去者，此养正邪自消之法也。"至五、六诊时，患者正气已复，只有腹中结块为主要症状，故改用散聚汤与温经汤交替服用，疏补兼施，此为后世诸贤之成法。李东垣尤为推崇。及至七诊时，患者坚持服药已四月余，虽时时顾及正气，但所服之药仍多破气行血之品，况原来结块已消如大枣，遂遵内经"衰其大半而止"之旨，改服地黄丸加减以补肾善后。治法皆从古贤，而药证相合，运用灵活，井然不紊，先后有序，故收效可靠。

散聚汤，出自《三因极一病证方论》。原方药物为：半夏、槟榔、当归各22.5g，陈皮、杏仁、桂心各60g，茯苓、甘草、附子、川芎、枳壳、厚朴、吴茱萸各30g，共为细末，每服12g。清水一盏，加生姜三片，煎至七分，食前温服。大便不利加大黄。张老治疗瘕证常用此方。掌握症状的要点为瘕块不固定，不拒按，属气分兼痰而偏寒者则可用之。有一定疗效。

摘自：赵尚华，张俊卿. 张子琳医疗经验选辑. 西安：山西人民出版社，1985：275-278

案4 邓铁涛桂枝茯苓丸合失笑散案

莫某，女，45岁，干部。患者于1985年3月间因月经过多，在某地区医院妇检发现子宫增大，继做B型超声波检查，见子宫前位，明显增大，长径6.1cm，厚径6.8cm，宫体中部见三个强回声光团，大小分别为2.4×2.3cm，1.9×2cm，1.8×1.5cm。其边缘光滑规则。双侧附件未见异常反射，提示为子宫肌瘤。患者在当地就医3个月后做B超复查。子宫继续增大，长径8.5cm，厚径5.7cm，子宫前壁见一强回声光团，大小为5cm×3cm，其内回声光点粗大，边缘尚光滑。双侧附件无异常，患者因在当地医院治疗无效，又惧怕手术，故前来诊治。诊其面色黯滞，情绪郁郁不乐。月经周期尚准，但经量甚多，经色瘀黑，夹带血块，经期腰疼，少腹坠痛。平时白带增多，舌淡黯，苔白浊，脉弦细，尺涩。辨证：癥病（肝郁气滞血瘀）。治疗：投子宫肌瘤丸30枚。每晚服3枚。子宫肌瘤丸：桂枝、茯苓、赤芍、桃仁、丹皮、蒲黄、五灵脂。各等份为末，炼蜜为丸，每丸3g。患者经服上药后白带减少。8月上旬月经来潮，经量较前明显减少，但夹有血块，经期已无腰酸疼痛之感。药已见效，嘱其继续用上法治疗。

9月19日B超复查，子宫已缩小为长径6.5cm，厚径6cm，子宫肌瘤声光团缩小为2cm×2cm。双侧附件未见异常，患者心情舒畅，精神转佳，月经正常。

同年11月3日患者再做B超复查，子宫前位，长径6.5cm。厚径5cm，宫内回声光点稀少，未见明显光团，附件未见异常。提示子宫未见异常。至此，经约4个月的治疗，病已告愈，为了巩固疗效。尚嘱其减量，每晚服1丸，继续服用2个月后停药。追踪至今。其身体健康，病无复发。

[原按]

本病属中医学癥病范畴。根据生长部位的不同，亦有不同的名称。《灵枢·水胀》云：“石瘕生于胞宫中，寒气客于子门，子门闭塞，气不得通，恶血当泻不泻。衃以留止，日以益大，状如怀子，月事不以时下。皆生于女子。”

大凡肿块的形成，中医学认为气滞、血瘀、痰结是其发生的主要病理变化。《医林改错》指出："无论何处，皆有气血。气无形不能结块，结块者，必有形之血也。"妇女癥病，更是以血瘀成结为重要病理机制。

瘀血滞留作癥，治当活血化瘀，削坚散结。但攻伐太过，则为本病治疗所忌。故采用丸剂取缓图之意，选用桂枝茯苓丸合失笑散制成宫肌瘤丸治疗本病。

桂枝茯苓丸载于《金匮要略》。原书谓："妇人宿有癥病。经断未及三月而得，漏下不止，胎动在脐上者，此为癥痼害，……当下其癥。桂枝茯苓丸主之。"方中以辛温的桂枝为主药，能温经散寒、营通脉而利于消瘀血；茯苓导水气，祛痰湿，益心脾而安正气；白芍调营敛肝、解郁缓急；桃仁、丹皮祛瘀破结，引药下行，直达病所。再加上失笑散的蒲黄、五灵脂，既能活血行瘀，又能止血止痛。故子宫肌瘤丸既能重点针对血瘀成癥进行施治，又能兼治气滞痰结，并且无攻伐太过之忌。在临床中取得较为满意的疗效。

摘自：任继学. 中国名老中医经验集萃. 北京：北京科学技术出版社，1993：67-69

案5　于己百桂枝茯苓丸案

雷某，女，45岁。

1992年3月23日初诊。主诉：月经20日一行，量多色暗，伴有血块，有时下腹痛。下腹部可按及硬块。妇科检查：诊为子宫颈中度糜烂，子宫体如妊娠2个月大，表面凹凸不平，质硬，双侧宫角突出，附件阴性。诊断性刮宫：病理报告为增生期子宫内膜，有轻度增殖现象。B超检查：多发性子宫肌瘤。因患者惧怕手术，要求保守治疗，故请于教授诊治。脉象沉弦细涩，舌质暗红，苔薄白。据其脉症，于教授诊断为瘀阻胞宫，日久成癥，治以活血化瘀，软坚消痛，方投桂枝茯苓丸方加减：桂枝10g，茯苓12g，桃仁10g，赤芍12g，丹皮10g，三棱10g，莪术10g，夏枯草

12g，海藻 12g，生牡蛎 30g，当归 10g，川楝子 10g，延胡索 10g，生地 15g，海螵蛸 15g，茜草 10g。水煎 2 次分服，每日 1 剂。

4 月 3 日二诊：服前药 10 剂后，自诉下腹痛减轻，白带多，腰痛。前方去生地、延胡索、川楝子，加制乳香、没药各 10g，川断 20g，狗脊 20g，败酱草 15g，薏苡仁 20g，鳖甲 12g。继服 20 剂。

4 月 25 日三诊：自诉服药后诸症悉平，本次来经，经量适中，血块亦少。经净后继用原方去海螵蛸、茜草，加红花 10g，香附 10g。调治 2 月许。

6 月 8 日四诊：诸症平稳，月经基本正常。妇科检查：子宫如妊娠 40 天大小。遂改汤为丸，继服 3 个月。

妇科复查：子宫肌瘤已局限于右侧子宫底部，如鸡卵大小。嘱其停药 1 个月后，按原方再配 1 料丸药继服，以缓图其功。

摘自：张士卿，于善哉. 于己百教授治疗子宫肌瘤经验谈. 中国农村医学，1995，23（12）：51-52

结　语

子宫肌瘤最常用的方为桂枝茯苓丸，该方源自《金匮要略》，由桂枝、茯苓、丹皮、桃仁、芍药组成，方中桂枝、芍药温通活血，丹皮、桃仁化瘀消癥，茯苓健脾益气利湿，全方化瘀消癥，为治疗子宫肌瘤之经典方剂。

现代临床应用桂枝茯苓丸时常在本方基础上加入一些活血理气之品，如山楂、延胡、三棱、莪术、失笑散等，加大其活血化瘀消癥之力，也可加用海藻、生牡蛎软坚散结之品，增其活血化瘀散结之效。

本章医案中还包含了湿滞寒凝气滞，导致血瘀癥瘕医案，案中用祛湿化瘀散结之品如当归芍药散，温经活血之品如温经汤，临证还可用一些温补肝肾之品增加温通活血之力以祛邪扶正。

第十五章 多发性骨髓瘤

多发性骨髓瘤（MM）是一种以异常浆细胞增多，并引起骨髓造血机能衰竭，骨骼破坏及产生异常增多的单克隆免疫球蛋白为特征的浆细胞疾病。临床症状表现：①骨骼损害。其中骨痛发生率达70%，以腰背部最多见，其次为胸骨和肋骨，再次为四肢骨骼。早期疼痛轻微，晚期可变成剧烈而持久的疼痛。其次是病理性骨折，骨折处疼痛剧烈并出现畸形，多见于肋骨、胸椎及腰椎，可单个或多个部位同时发生。常见于肩胛骨、胸骨、肋骨、锁骨、颅骨、鼻骨、下颌骨及四肢长骨，近心端还可发生局部肿瘤。②贫血是本病常见的临床表现。60%~80%患者就诊时有贫血，其程度与病程有关。③有出血症状，其中以皮肤黏膜多见，晚期可见内脏和颅内出血。④本病导致死亡的主要原因是感染。其中细菌感染以肺最常见，其次为泌尿道；病毒感染以带状疱疹、周身性水痘较常见。⑤可出现的肾功能衰竭，是本病导致死亡的另一主要原因，以慢性肾功能衰竭多见。⑥有高黏滞综合征表现，临床可见头晕眼花、视力障碍、手足麻木、肾稀释及浓缩功能不全等，严重者可出现昏迷。⑦在广泛性骨骼损害及肾功能不全的患者易发生高钙血症，临床可见头痛嗜睡、恶心呕吐、食欲不振、心律失常及昏迷等症状。⑧约15%的患者并发淀粉样变，侵犯部位主要为舌、腮腺、心脏、胃肠道、皮肤、外周神经，其次为肝、脾、肾及肾上腺等。⑨中枢神经系统可出现颅骨浆细胞瘤引起的压迫症状，颅内浆细胞瘤和脑膜骨髓瘤的颅内压增高症状等一系列神经系统病变。⑩骨质受损或淀粉样物质沉积在关节可导致部分患者有关节痛或关节肿痛，甚至出现类风湿结节症状。⑪因瘤细胞浸润或淀粉样变，半数以上患者有轻度肝肿大，少数有脾肿大。

影像学诊断方法有：X 线检查、CT 检查、MRI 检查、同位素扫描等。病理学诊断：大片嗜碱性细胞之间有较多小毛细血管，肿瘤细胞圆形，大小一致，胞质清透，核偏心，其内含很多块状嗜碱性的染色质，呈车轮样排列。实验室诊断：血常规检查血小板及贫血情况、具有特异性诊断意义的骨髓穿刺和活检、血液生化及尿检查、相关血清和尿液的免疫球蛋白检查。

多发性骨髓瘤归属于中医学“骨痹”、“骨痨”等疾病范畴。常见证型有寒毒凝聚、气滞血瘀、肝肾阴虚、脾肾阳虚、邪毒化热、气血虚弱等。

案 1 刘公望麻黄连翘赤小豆汤合半夏白术天麻汤案

宁某，男，52 岁。

2007 年 3 月 9 日初诊。患者 2006 年 10 月 1 日在某医院行 X 线摄片检查和病理活组织检查，诊断为右胫骨近段原发性骨肿瘤。于 11 月进行手术及放化疗，其后逐渐出现手足麻木，有蚁行感、针刺感。刻诊：四肢麻木难忍，甚则无法入睡；头重痛，四末不温；口中黏腻，乏味，食少纳呆，大便质稀；舌紫暗、苔白厚腻，脉沉弦滑。辨证：脾胃气血亏虚为本，外感风邪阻络为标。治则：益气养血，祛风活络。方用麻黄连翘赤小豆汤合半夏白术天麻汤加减。处方：生麻黄 12g，木贼草 9g，连翘 15g，赤小豆 30g，杏仁 9g，薏苡仁 30g，白豆蔻 9g，草豆蔻 9g，生黄芪 30g，防风 9g，蕲蛇 15g，半夏 15g，白术 9g，天麻 15g，陈皮 10g。7 剂。

复诊：四末仍畏寒，麻木减轻大半，夜寐佳；舌苔白腻，脉濡缓。上方再进 7 剂后全身症状明显缓解，改以补养气血之八珍汤加减以巩固疗效。

[原按]

骨肿瘤属中医学“骨疽、骨瘤、骨痨”等病证范畴。其病因多为先天禀赋不足，肾气虚衰，骨髓空虚，复感邪毒，毒邪乘虚侵入，伏骨而生，腐骨蚀络，聚结成瘤。脾主四肢，主运化，为气血生化之源，故本病治疗应注重培补脾肾。《丹溪心法》云：“凡人身上中下有块者，多属痰证。”该患者脾虚湿困体内，与风邪相合，留恋肌表。故刘公望教授以麻黄连翘赤小豆汤宣肺疏表利湿，以祛在表之风湿；患者有痰浊上扰之头重痛、口黏、纳差等症，故合用半夏白术天麻汤以健脾祛湿化痰；合用黄芪、防风以益气固表，加入白豆蔻、草豆蔻以增强芳香化湿之效，用蕲蛇以祛风湿、通经络。

摘自：申爱玲．刘公望运用经方治疗放化疗不良反应验案 2 则．上海中医药杂志，2009，43（3）：6

案 2　黄煌薯蓣丸案

吴某，女，60 岁。

2009 年 5 月 23 日初诊。体貌：体胖，面色萎黄。现病史：患者因渐进性贫血于半年前确诊为多发性骨髓瘤（IgG 型），经多次化疗，病情控制。现症见：乏力明显，腰酸楚，头昏沉，心悸；入夜辄盗汗，纳食欠馨，大便偏溏；舌淡红，脉沉微而数。5 月 17 日查血常规示：红细胞 2.87 $\times10^{12}$/L，血红蛋白 92g/L。方予薯蓣丸加减。处方：生晒参 10g，白术 15g，茯苓 10g，生甘草 5g，当归 10g，川芎 10g，白芍药 10g，生地黄 10g，麦冬 20g，肉桂 10g，柴胡 15g，防风 10g，杏仁 10g，桔梗 5g，神曲 15g，大豆黄卷 10g，阿胶 10g，怀山药 30g，干姜 10g，大枣 30g。每日 1 剂，水煎，早晚分服。

二诊（6月23日）：乏力及腰酸减轻，食欲佳，心悸消失，大便略稀；舌嫩红，脉弦。原方加枸杞子10g。

三诊（8月22日）：期间行第4次化疗，体力、精神明显好转，下肢轻度浮肿，咽干，舌嫩红。8月19日复查血常规：白细胞6.24×10^{9}/L，红细胞4.4×10^{12}/L，血红蛋白132g/L。予初诊方。茯苓增至15g。

复诊1（2010年1月27日）：完成第6次化疗后已2个月，面色红润，纳食佳。血常规检查正常。守初诊方，加枸杞10g，15剂，每剂服2天，每日服2次。

复诊2（8月7日）：除中药外，患者还服用地塞米松与沙利度胺，病情尚稳定，体力及精神状态良好，偶有纳食不振或便溏。期间多次复查血常规均正常，免疫球蛋白IgG波动在17.4～26.6g/L，7月27日复查已降至17.3g/L。嘱患者守方服用。

摘自：薛蓓云，李小荣．黄煌经方内科医案（五）．上海中医药杂志，2012，46（5）：29-30

结　语

本章中刘公望所治多发性骨髓瘤一案为标实本虚，以痰湿盛标实为主，脾胃本虚为辅。因痰湿阻络、气血瘀滞所致四肢麻木难忍，故急缓其痛证。手足麻木，有蚁行感、针刺感，为风挟湿邪犯肺表，故以黄连翘赤小豆汤宣通肺卫之风湿；头重痛，四末不温，口中黏腻，乏味，食少纳呆，大便质稀，舌紫暗、苔白厚腻为脾虚痰湿阻络，故合用半夏白术天麻汤以健脾祛湿化痰；为增加化湿通络治标实之效，方中又用了白豆蔻、草豆蔻芳香化湿之品，并用蕲蛇以祛风湿、通经络，在治标同时以黄芪、防风以益气固表兼扶正。待到邪实大势已去，再用八珍汤补养气血以补虚固本。

黄煌所治多发性骨髓瘤为本虚一案，故治法上以补虚为主。该案患者以贫血半年后确诊，又经数次化疗，正气大伤，故以大补气血为首选之法，但患者正气脾胃大伤又不可峻补，而薯蓣丸之缓补扶正而不恋邪之特点最适做本案之调理方，因此在数诊调理后取得良好疗效。

由以上两案的治法可见，两法均非多发性骨髓瘤常用治法，而是据病证之特点，分别治标或扶正，均取得良效，为中医治病求本之典范。

中篇

中医病证篇

第一章　噎　膈

噎膈是指食物吞咽受阻，或食入即吐的一种疾病。噎与膈有轻重之分，噎是吞咽不顺，食物梗噎而下；膈是胸膈阻塞，食物下咽即吐。噎是膈的前驱症状，膈常由噎发展而成。西医学中的食管炎、食管狭窄、食管溃疡、食管癌及贲门痉挛、贲门肿瘤等均属本病范畴。

噎膈的病因主要为七情内伤，饮食所伤，年老肾虚，脾胃肝肾功能失调等。七情失调以忧思恼怒多见。忧思伤脾则气结，痰湿内生，痰气相搏；恼怒伤肝则气郁，气结气郁，瘀血内停，已结之气，与后生之痰、瘀交阻于食道、贲门，久则使食道、贲门狭窄，而成噎膈。

过食肥甘，恣食辛辣，助湿生热，酿成痰浊，阻于食道、贲门，或津伤血燥，失于濡润，使食道干涩，均可引起进食噎塞，而成噎膈。阴损及阳，命门火衰，脾胃失于温煦，脾胃阳虚，运化无力，痰瘀互结，阻于食道，也可形成噎膈。临床表现一般是初起为咽下饮食时胸膈部梗塞不顺，有一种食物下行缓慢并停留在食管某一部位不动之感，食毕则消失，常伴有疼痛。中医学治疗原则为滋阴养血、健脾益气、除痰祛瘀。

案1　沈登阶半夏厚朴汤案

乙酉二月十九日，方大少奶奶心胆虚怯，如人将捕之状，时而惊悸，心中跳动不宁，寤不成寐，胸中之气上冲，则咽中如有肉块堵塞，大便闭结，五六日一行，食物则噎，已有六七年矣。尔来只能食稀粥薄物，倘食干饭，则中脘格拒如针刺疼。按：心跳是怔忡来源，食下阻隔是噎膈已成。此证本属不治，如能看破俗事，不生气，不烦恼，或者可愈。仿仲景法。

川朴　苏叶　半夏　茯苓　生姜

初四日。

川楝子　延胡　乌药　川朴　半夏　茯苓　丹参　苏叶　陈皮　砂仁

初五日，气郁积劳有年，阳气渐衰，浊凝瘀滞，格拒在乎中焦，饥不能食，或食喉开不能下咽，故水液可行，干物梗塞。此证皆因七情五志过极，阳气内结，阴血日枯，中脘阻隔，如针刺疼，不食不便，噎膈已成，有何法想？遍查古今方书，噎膈之证，四十岁以里者可治，四十岁以外者不可治也。太仓公云："治之得法，未有不愈者。探其源，中脘必有积聚、顽痰、瘀血、逆气，阻隔胃气所致。先用消瘀、去痰、降气以润之，继进猛药以攻其积。或可望通，然此证多反复，必须身心安逸，方可却病。"

川楝肉　延胡　桃仁　红花　薄橘红　川郁金　瓜蒌皮　半夏

初六日。

原方。

初七日。

杏仁　半夏　桃仁　苏子　郁金　枳实　归尾　蒌皮　川连　姜汁

膏滋药。

熟地　生地　山药　枸杞　当归　萸肉　炙草　白蜜

初八日。

三方，一日分早、中、晚服。

初九日。

三方，分早、中、晚服。

初十日，膈者，阻隔不通，不能纳谷，病在胸膈之间。足阳明胃经，燥粪结聚，所以饮食拒而不入，便结而不出，都因忧患气结，日积月累，遂成噎膈之病。必须釜底抽薪，最为紧要。扬汤止沸，愈急愈增，岁月深远，无有不为似是而非之药所误，此膈病之所以不能愈者，天下皆然。鄙意既有积瘀，非下不通，他人以为久病正虚，张眼吐舌。殊不知下法，各有不同，此证积瘀已久，非攻补并施，不能胜任。此法虽猛，百无一生之证，急用之，尚有余望，否则逡巡观望，何济于事？

大黄　人参　芒硝　桃仁　归尾　䗪虫

白蜜为丸，早晚两服。日夜下黑粪如羊屎，黑血胶结半桶，上焦稍宽。

十一日，服法照前，日夜三四回，下粪如羊屎，黑血更多，干粥能进二碗一顿，闻饭香极，无气味矣。

十二日，服丸如前，日夜下粪如黄豆，黑粪半桶而黑血不多矣，早起吃粥加一碗多，能睡而安。

十三日，停服前丸，息二三日，看其动静，服膏滋药三次，时刻想吃矣。

十四日，吃饭一盅，想添不敢添，头面四肢肿盛，此下后虚极而肿。

十五日，前用攻补兼施，直透关钥，引宿积之瘀，一涌而出。所谓陈莝去而肠胃洁，癥瘕尽而营卫昌。胸中豁然，能吃饭一碗矣。胁下腹中作胀，大便三日未行。先进和中畅卫法。

苏梗　香附　连翘　木香　苍术　川芎　神曲　桔梗　川贝　砂仁　生姜

十六日，上焦宽展，下焦胀坠，结粪已在肠间，直至肛门，津液为燥屎耗干，真气虚弱，不能传送而出。用保元养液丹八分，前丸二分，幸而食饭又增，至上灯时，连出四次屎，如羊矢，如小豆，约有半桶而无瘀血矣。

十七日，结屎已行，腹中胀坠不觉，饮食又增矣。鄙意总要宿积去尽，方算拔去病根，恐其日后再聚也。用保元养液丹八分，前丸二分，煎方并用。

大生地　瓜蒌　枸杞　山药　当归　炙草

十八日，安睡太平，又下黑屎如小豆者极多。予思此屎，皆耗亡胃阴之物，今积聚已去，而元气耗损已竭，用保元丹调养心脾，以舒结气而固真源；用补阴丹填精益血，以滋枯燥而补胃阴，防其再为干枯闭小也。如胃阴日充，在上之贲门宽展，则食物入；在下之幽门、阑门滋润，则二便不闭，而膈证愈矣。浑身皮肤虚肿。

十九日，大便已转白色而干，饮食下咽，并无格碍矣。服保元丹二回，煎方一帖，虚肿仍旧。

二十日，大便如猫粪灰白色，是肠胃受伤已极，非数日间所能复元也。保元丹，补阴丹。

二十一日，午后大便，粪色稍转黄色。服保元丹两次，八味丸一次，虚肿仍然。

二十二日，连日饭食加添，且能吃肉，各种丹丸照服，浮肿亦渐见消。

二十三日，大便粪色渐黄，且不结燥，亦不间日而出矣。饮食加增，头昏作痛者，因天暖闷躁，在船上，其气不能舒畅所致。无碍也。

二十四日，中焦膈塞已除，食饭下咽不噎，惟咽喉间似乎有气上堵，或有忽无，此是家常素昔，心有不平之气所致。宜开怀养息，自无此气也。仲景云："吐之不出，咽之不下之气也。七气汤主之。"

摘自：沈青霞．珍本医书集成13·医案类乙·青霞医案．上海：上海科学技术出版社，1986

案2 张乃修大半夏汤案

郭左，肠红痔坠日久，营液大亏。食入于胃，辄梗咽作痛。脉两关弦滑。此胃阴枯槁。噎膈重证，何易言治。

金石斛　北沙参　杭白芍　生甘草　焦秫米　白蒺藜　半夏曲　活水芦根

师云：另取小锅煮饭，饭初收水，以青皮蔗切片铺于米上，饭成，去蔗食饭。

二诊：脉滑而弦。舌心作痛，食入胃中，仍觉梗痛。胃阴枯槁，未可泛视。再拟金匮大半夏汤法。

台参须七分，另煎冲　制半夏三钱　白蜜二钱，同煎与参汤冲和服

此方服七剂。煎成以滚水炖，缓缓咽下。汤尽再煎二次，煎蜜用一钱五分。

三诊：脉左大于右，阴伤不复之，食入梗阻，胃阴枯槁，未可泛视。前拟金匮大半夏汤法，当无不合，即其意而扩充之。

台参须　制半夏与白蜜同煎，与参汤同服　左金丸四分，煎汤送下

四诊：食入梗痛渐定，脉弦稍平，而肠红连日不止。肝火内燃，胃阴枯槁，肝胆内藏相火，肾开窍于二阴，铜山西鸣，洛钟东应矣。

台参须一钱　制半夏二钱　白蜜三钱，同上法　细生地四钱　龟甲心五钱　地榆炭三钱　炒槐花三钱　泽泻一钱五分　丹皮炭二钱　左金丸四分

摘自：张聿青．张聿青医案．上海：上海科学技术出版社，1963

案3 吴鞠通黄连汤案

庚寅五月十八日，陈，三十五岁。酒客不戒于怒，致成噎食，其势已

成，非急急离家，玩游山水，开怀畅遂，断不为功。盖无情草木，不能治有情之病。与进退黄连汤法。

云苓块四钱　人参二钱　炙甘草一钱　旋覆花四钱，新缝纱包　炒黄连一钱五分　半夏四钱　生姜汁三匙，冲　薤白三钱　煮三杯，分三次服。

廿二日：效不更方，再服四帖。

廿八日：即于前方内加广橘皮三钱，又服四帖。

六月初四日：怒郁兼酒毒，与进退黄连汤法，业已见效，仍宗前法，余有原案。

人参三钱　云苓块四钱　生姜汁三匙　神曲三钱　旋覆花四钱，包　半夏四钱　炙甘草一钱　炒黄连一钱五分　薤白三钱　广橘皮三钱　煮三杯，分三次服。

十二日：诸症虽减，六脉弦紧，于前方减去黄连加温药，调和营卫，余有原案。

人参三钱　云苓块四钱　生白芍三钱　姜半夏四钱　广橘皮三钱　桂枝三钱　旋覆花四钱，包煎　炒黄连五分　炙甘草一钱　大枣肉二枚　薤白三钱　神曲三钱　生姜三钱　煮三杯，分三次服。

廿二日：诸症虽减，六脉弦紧，于前方内去黄连、薤白，加代赭石五钱。

摘自：吴瑭．吴鞠通医案．北京：中国中医药出版社，1998

案4　吴鞠通旋覆代赭汤案

十月十五日，赵，四十岁。噎食，脉弦细，胁痛，前与宣肝络，其痛已止。与代赭旋覆汤治其噎。

代赭石八钱，煨飞　人参三钱　姜半夏五钱　炙甘草三钱　旋覆花五钱，包煎　洋参一钱　云苓块五钱　大枣肉三枚　生姜五钱　煮三杯，分三次服。

廿四日：复诊效不更方，再服四帖，能用关东参更妙。

廿九日：又服四帖。

摘自：吴瑭．吴鞠通医案．北京：中国中医药出版社，1998

案5 喻嘉言旋覆代赭汤案

某患者，膈气，粒食不入，始吐清水，次吐绿水，次吐黑水，次吐臭水，呼吸将绝。一昼夜，先服理中汤六剂，不令其绝，来早转方，予旋覆代赭汤一剂而安。吾于此病分别用之者有二：一者以黑水为胃府之水，此水自出，则胃中之津，久已不存，不敢用半夏以燥其胃也。一者以将绝之气，止存一丝，以代赭石坠之，恐其立断，必先以理中分理阴阳，使气易于降下，然后以代赭得以建奇奏绩，乃用旋覆花一味煎汤调代赭末两匙与之，才入口即觉其气转入丹田矣。困倦之极，服补药二十剂，将息二月而愈。

摘自：喻嘉言．寓意草．上海：上海科学技术出版社，1959

案6 陈瑞春四逆散案

万某，男，67岁。2002年9月24日初诊。患者老年男性，面呈古铜色偏暗，以进行性吞咽困难2月余就诊。患者缘于2月前无明显诱因出现进固体食物受阻，未就诊，继而发展为进稀质饮食也困难，且进食稍快则引起呕吐，随同食物一同呕出白色涎沫，时有嗳气，无反酸，口干喜冷饮，舌淡苔薄腻，脉滑数。自述有40余年饮酒史，可日饮白酒500g。钡餐检查示：食管下段钡剂受阻。建议其进一步行食管镜检查，患者拒查。遂拟方如下：柴胡10g，白芍15g，枳壳10g，郁金10g，香附10g，炙甘草5g，三七粉3g（冲服），旋覆花10g。上药服7剂后，患者即感吞咽困难稍有缓解，14剂后可进固体食物，但进食稍快仍有涎沫呕出，嗳气频繁，遂守方加蚤休10g，后以此方为基本方加减，服1月余，患者吞咽困难症状得到较大改善，至今仍坚持服药，病情稳定，需继续追访。

[原按]

患者出现进行性吞咽困难，甚则食物不能下咽到胃，当属中医学“噎膈”之证，正如《类证治裁·噎膈反胃》所记载，“噎者咽下梗塞，水饮可行，食物难入……膈者胃脘窄隘，食下拒痛”。《景岳全书》认为“噎膈一证，必以忧愁思虑，积劳积郁或酒色过度损伤而成”，患者老年男性，嗜酒无度，助湿生热，酿成痰浊，加之年老体衰，真阴亏损，阴虚液竭，津伤血燥，失于濡润而致食管失养，干涩枯槁而发此病。究此病既有邪实，即气滞痰阻，又可见其本虚，津枯血燥。病机当为痰气交阻，病位在食管，病变脏腑涉及到脾、胃、肝。脾失健运，助湿生痰，痰阻食管则进食困难，同时可伴有涎沫呕出，然胃之和降赖肝之条达，肝失疏泄则胃失和降，气机郁滞则嗳气频作，食不得下咽。治当理气解郁，降气化痰。方选四逆散疏肝解郁，取柴胡入肝经，升发阳气，疏肝解郁，透邪外出，白芍敛阴养血柔肝，与柴胡合用，防柴胡升散耗阴伤血之弊，外加枳壳理气解郁，甘草健脾和中，合旋覆花和胃降逆化痰，配香附、郁金增强理气解郁之功。本方妙在加3g三七粉冲服，取其化瘀生新之功，另抗癌药物蚤休只用10g，以免过用攻坚破积之药损伤胃气，充分体现了先生治疗肿瘤希冀“无毒治病”，而不落入所谓“以毒攻毒”的俗套。

摘自：李婕.陈瑞春治疗肿瘤医案二则.江西中医药，2005，36（5）：7

结　语

噎膈病位在胃和食管，属于本虚标实之证。病因有气郁、痰阻、血瘀等方面，三者多相互兼杂。可分为津亏、血耗、阴损及阳等阶段。以开郁理气，化痰祛瘀，滋阴养燥为基本治疗原则。

沈登阶治疗噎膈医案中，患者病史有六七年之久，病情较重，只能食稀粥薄物，若食干饭，则中脘格拒刺疼，应是由气滞后久郁已致气血瘀积，病危难治，故沈登阶言证属不治，须在情绪所致肝气郁滞之势得去，或可治。其治疗上先以半夏厚朴汤疏理气机，继以膏滋药扶正气，使正足耐攻，而后仿桃核承气之法攻逐积瘀以图祛邪。数日后好转但脾胃受损，则理脾补胃阴扶正，扶正以调中焦气机，恢复脾升胃降后收功。该案体现了治病之方略，从长计议，不贪图一时之功免伤正气，病得以除。

吴鞠通对于酒客胃有湿热，脾阳不足者之噎膈治以黄连汤加减，寒温并用以祛邪扶正，并强调肝气不舒对本病的影响较大。噎膈亦常因肝乘脾所致气机上逆，故吴鞠通与喻昌案中皆用到旋覆代赭汤以调肝降气治之。

喻嘉言在用旋覆代赭汤加减祛邪之前防脾胃虚寒而用理中汤先实其脾胃，使正存邪去而使病除。

陈瑞春以四逆散加减疏肝理气为主，合用三七活血，蚤休清热抗癌，使气血得通，瘀滞得消而取得良效。

《医宗必读·反胃噎塞》云："大抵气血亏损，复因悲思忧虑，则脾胃受伤，血液渐耗，郁气生痰，痰则塞而不通，气则上而不下，妨碍道路，饮食难进，噎塞所由成也。"因此噎膈病的治疗以开塞为先要之法，用理气祛痰化瘀之品以通其道，若食管不堵，则祛邪与扶正之药方能持续，患者胃气得保病方能转危为安。同时在治疗还应注意与肝之相关密切，适当疏肝行气，并勿忘扶正，若正气不足应不急攻邪，否则正气虚即使病邪得去但正气耗尽病亦不除。

第二章 积 聚

积聚是腹内结块，或痛或胀的病证。积聚之名，首见于《灵枢·五变》："人之善肠中积聚者，……皮肤薄而不泽，肉不坚而淖泽。如此，则肠胃弱，恶则邪气留止，积聚乃伤。"积属有形，结块固定不移，痛有定处，病在血分，为脏病；聚属无形，包块聚散无常，痛无定处，病在气分，为腑病。积聚涉及腹腔脏器多种疾病，在临床上比较常见。

病因多与情志失调、饮食所伤、感受寒湿、病后正虚邪恋有关。情志失调常致肝气不舒，日久气滞血瘀而致病；饮食所伤则是饮食不节的食滞、痰气、虫积等导致饥饱失宜、脾运失健，痰浊、气血相搏结行成积证；外感寒湿，寒湿侵袭导致脾阳不运、湿痰内聚、气血瘀滞而致病；部分因肝胆病后正虚，湿邪留恋、气血阻滞，或是久疟不愈，湿痰凝滞、脉络痹阻，或是感染血吸虫造成肝脾不和、气血凝滞，或是久泻、久痢之后脾气虚弱，营血运行涩滞，而致本病。腹腔内有可扪及的包块。常有腹部胀闷或疼痛不适等症状。通常有情志失调、饮食不节、感受寒邪或黄疸、虫毒、久疟、久泻、久痢等病史。病机关键是气滞血瘀。本病常为气郁、寒邪、湿热、痰浊、食滞、虫积等交错夹杂，相互并见，而致气滞血瘀。病位多在肝脾。初起多实，日久则虚实错杂。一般预后良好。少数聚证日久不愈，可以由气入血转化成积证。临床上，中医学对积聚的治疗主要有扶正祛邪、攻补兼施等治疗思想及有关的一系列方药，对减轻甚至治愈积聚病证，具有重要的意义。

党友链桃核承气汤案

董某，男，54岁，郑州市纺建公司工人。

初诊：1963年9月20日。病史：两月前在外地施工，不慎从约二层楼高的板架上失足坠地摔伤。当时即感腹部隐痛，但未介意，仍坚持工作。两天后腹疼加剧，遂到某医院求治，经检查及X线检查均未发现脏器异常。给杜冷丁后腹痛缓解，但药力过后腹又痛。如此反复终未除根。两月后到市纺织医院检查诊为“脾肿大”。拟做脾脏切除术，患者惧怕开刀，遂到管城区医院求中医治疗。

现症：查患者体质尚壮，精神亦佳，惟腹部胀满，疼痛拒按，腹部可触及一个肿块，由左胁下至脐，边缘清楚。质硬。饮食差，大便秘而不畅。舌质紫黯有瘀点，苔薄黄干，脉象沉数有力。诊断：积聚（外伤性脾脏瘀血性肿大）。辨证：跌仆血瘀，血瘀则气滞，形成肿块，瘀久化热。治则：破血化瘀，佐以清热行气。方药桃仁承气汤加减：桃仁20g，大黄12g，赤芍15g，桂枝6g，芒硝12g，延胡索12g，甘草9g，3剂。水煎服。

二诊：服药后大便畅通，排黑色稀便，日三四行，腹疼大减。肿块明显消退，食欲改善，效不更方，再进3剂。

三诊：大便稀溏，苔黄渐退，腹部仍有微痛，肿块已缩小到胁下，仍以前方增减续服。党参20g，白术15g，桃仁9g，大黄6g，芒硝6g，桂枝6g，延胡索9g，甘草9g。3剂。水煎服。

四诊：痛止块消，饮食二便正常，唯舌质稍暗。临床痊愈出院。

[原按]

本案患者摔伤后，脾脏呈瘀血性肿大，肿块从左胁直抵脐部，疼痛较甚，颇类“肥气”证。《难经·五十六难》云。“肝之积，名日肥气，在左胁下，如覆杯……”。今观患者形体尚壮实，腹疼有块，拒按，便干，舌质黯有瘀点。苔黄，脉沉数有力等，属瘀血实证无疑，且有瘀久化热之象，故选用桃仁承气汤加减治之。方中桃仁为君，辅以大黄、赤芍，破瘀滞泄积热；佐芒硝清热以软坚；合桂枝通经散瘀；用延胡索行气止痛；甘草缓急和中。药证相应，故药仅数剂而收痛止块消之效。

摘自：河南省卫生厅编．河南省名老中医经验集锦．郑州：河南科学技术出版社，1983：130-131

结　语

积聚为腹部肿块。固定不移，推之不动者谓之积，推之可动者谓之聚。临床上病位多在肝脾。《难经·五十五难》曰："气之所积名曰积，气之所聚名曰聚，故积者五脏之所生，聚者六腑之所成也。积者阴气也，其始发有常处，其痛不离其部，上下有所终始，左右有所穷处。聚者阳气也，其始发无根本，上下无所留止，其痛无常处，谓之聚。"《金匮要略》谓："积者脏病也，终不移，聚者腑病也，发作有时，展转痛移为可治"。《诸病源候论》亦云："肝积，脉弦而细，两胁下痛……身无膏泽，喜转筋，爪甲枯黑，春瘥秋剧，色青也。"上述各种积聚实际上包括了腹内胃、肠、肝、肾及胰等良性和恶性的肿瘤，还包括了肝脓疡、肝硬化、脾肿大、肠梗阻等非肿瘤性疾病。

本章中患者病因为外伤瘀血所致，为非肿瘤性疾病，依据其症病位在腹部伴有腹胀疼痛，便秘及瘀象，其证符合瘀热互结于下焦之蓄血。据其舌脉苔薄黄干，脉象沉数有力，为热重之征，病情较急，故选用桃核承气汤攻逐瘀热取得良效。

第三章 癥　瘕

癥瘕指腹腔内有包块肿物结聚的疾病。癥属血病，瘕属气病，而气血密切相关，故这类病统称为癥瘕。癥者征也，腹中坚硬，按之应手，坚硬不移，痛有定处，多见于脐下，多因饮食失节，胃衰脾弱，邪正相搏，牢固不动，故名为癥；瘕者假也，腹中坚硬，聚散无常，亦多见于脐下，多因起居失宜，饮食失节，脏腑之气先虚，又复外感风寒，与食气停聚于内，结聚成块而成，推之可移，痛无定处，故名为瘕。《诸病源候论·癥瘕病诸候》云："其病不动者，直名为癥。若虽病有结癥而可推移者，名为癥瘕。"《圣济总录·积聚门》也提到："牢固推之不移者癥也"、"浮流腹内，按抑有形，谓之瘕"。

癥可分为食癥和血癥。食癥，因脾胃虚不能克化，遂与脏气相搏，结积成块，日渐长大，坚固不移。血癥，由脏腑虚弱，寒热失节；或风冷内停，饮食不化，周身运行之气血，适与相值，结而生块；或因跌仆，或因闪挫，气凝而血亦随凝，经络壅瘀，血结不散成块，心腹两胁苦痛，渐至羸瘦，妨于饮食。

瘕则古有八瘕之称：①青瘕，聚在左右胁下，藏于背脊，上至肩胛；②黄瘕，左胁下有气牢结，不可抑；③燥瘕，状如半杯，上下腹中不定；④血瘕，留着肠胃之外，及少腹之间；⑤脂瘕，在脂膜间，猝难踪迹；⑥狐瘕，出入少腹间，或隐或见；⑦蛇瘕，其形长，在脐上下；⑧鳖瘕，形大如杯，按之应手。瘕的形成，主要是寒暖失宜，饮食少节，脏腑之气先虚，又复多所劳伤，外而感受风寒，停蓄于内，是故正虚邪实，正不胜邪，邪遂挟其力，反假游行之血，相聚相结，而成肿块，推之而动，按之而走，遂成为瘕。

癥瘕与积聚病位、病性相似。《圣济总录》认为癥瘕与积聚属同类疾病："癥瘕结癖者，积聚之异名也。证状不一，原其根本，大略相类。"而在《医学入门》等书以积聚为男子病，癥瘕为女子病。现常把各种妇科良性肿瘤归为癥瘕疾病范畴，一些腹部肿瘤如肝癌等也可属癥瘕。

其病机多因脏腑失调，气血阻滞，瘀血内结，气聚为瘕，血瘀为癥。常见证型有气滞、血瘀、痰湿、湿热等。其中妇科良性肿瘤的形成多因正气不足、痰瘀互结于冲任胞宫日久成瘕。临床表现以腹中结块为主症，可伴胀痛等。癥瘕的辨证，重在辨善恶、辨气血、辨新久。良性肿瘤癥瘕，病在气者以胀满为主，癥块不坚，推之可移；病在血者以胀痛为主，癥块坚硬，固定不移。治疗大法以活血化瘀，轻坚散结为主，佐以行气化痰，兼调寒热。病在气者，以理气行滞为主，佐以活血化瘀；病在血者，以活血破瘀散结为主，佐以理气；病在痰瘀互结者，又当化痰消瘀。同时要根据患者体质强弱，病史的不同，酌用攻补，或先攻后补，或先补后攻，或攻补兼施等法，随证施治，需遵循"衰其大半而止"的原则，不可一味地猛攻峻伐，以免损伤元气。

案1　永富凤朝阳附子粳米汤案

有一妇人，四十余岁，下利腰痛，膝胫有时微肿，脉沉而欲绝，微喘潮热，食谷一日一二盏，腹底有癥瘕，摇动则不省人事。余曰："此下利自癥瘕，腰间兼有积冷。"与附子粳米汤，嘱曰："不可酒色，不可思虑。酒色而发，思虑而发，则非我所知，勿归罪于药也。"服五十余日，病除八九。偶其夫婿爱侍婢，妇人觉之，妒忌忿恚，数日诸证并发，遑遽招余。余曰："病因忿恚，忿恚不散，则难药。"使逐侍婢而再与粳米汤，百余日复旧。

摘自：永富凤朝阳．漫游杂记．日本，1764

案 2　陈葆厚抵当丸案

常熟鹿苑钱钦伯之妻，经停九月，腹中有块攻痛，自知非孕。医予三棱、莪术多剂，未应。当延陈葆厚先生诊。先生曰：三棱、莪术仅能治血结之初起者，及其已结，则力不胜矣。吾有药能治之。顾药有反响，受者幸勿骂我也。主人诺。当予抵当丸三钱，开水送下。入夜，病者在床上反复爬行，腹痛不堪，果大骂医者不已。天将旦，随大便，下污物甚多。其色黄白红夹杂不一，痛乃大除。次日复诊，陈先生诘曰：昨夜骂我否？主人不能隐，具以情告。乃予加味四物汤，调理而瘥。

摘自：曹颖甫．经方实验录．上海：上海科学技术出版社，1979

案 3　叶熙春抵当丸案

某，妇，三十五岁。昌化。阳维为病苦寒热，经旨可据。因阳维近乎营卫，合乎冲任，营卫不和，则气血交错，寒热乃作。又云，任脉为病，男子七疝，女子带下瘕聚。所以寒后左少腹结有血块，带下时见。今届夏令，卧病月余，人颇困倦，必属病湿无疑。常气滞血涩，少腹之痞痛忽加甚，至今未已。月信数月一度，挟有瘀血而浓液。想冲任阳维既有病于先，经血当行不行，渐成败血于后。败血不行，新血有碍，故经不能准时而下，同时饮食减少，运化失职。血病及气，脏病及腑，病情丛杂，用药难遍。拟方尚希酌服。

抵当丸 9g，包煎　丹参 9g　生苡仁 15g　泽泻 6g　青皮 5g　木香 2. 4g　拌白芍 5g　茯苓 12g　桑海螵蛸各 9g　川楝子 6g　郁金 5g　小茴香 5g　拌炒当归 9g　香附 6g　白术 5g

摘自：叶熙春．叶熙春专辑．北京：人民卫生出版社，1986

结 语

癥瘕是腹部肿块为主症，现常指妇科肿瘤。子宫肌瘤目前成为妇科肿瘤中较为常见的一种疾病，西医学多以手术摘除给予治疗，但本治疗方法因一些因素的影响，使相当一些人选择了非手术保守治疗，而中医则成为最有效的非手术治疗手段之一，有着疗效好，不易复发，副作用小的独特优势。

永富凤朝阳案中癥瘕因肝郁气滞兼杂寒湿凝滞所致，但究其因肝气郁滞为发病之因，加之患者体寒湿滞使癥病瘀积更甚，故案中强调勿酒色思虑，方用附子粳米汤，祛寒温通化瘀以消癥。妇人癥瘕最常用的方为桂枝茯苓丸，活血化瘀以消癥，若瘀积太甚，桂枝茯苓丸之力不及时，可用攻下逐瘀之法，陈葆厚、叶熙春案中以抵当丸治之。抵当丸为蓄血证泻下攻逐瘀热证之丸剂方，本为蓄血证缓攻之法，但在癥瘕病治疗中已为峻药，非瘀滞甚者慎用。

《灵枢·水胀》提到“石瘕生于胞中，寒气客于子门，子门闭塞，气不得通，恶血当泻不泻，衃以留止，日以益大，状如怀子，月事不以时下”，可见癥瘕为阴邪，故其治疗大法离不开温通活血散结，辨证时再根据患者体质，适度攻下逐瘀亦可取得良效，并结合调补之品，以达邪去不伤正的最佳疗效。

下篇

常用经方篇

温经汤

【组成】 吴茱萸三两 当归二两 芍药二两 川芎二两 人参二两 桂枝二两 阿胶二两 牡丹皮二两（去心） 生姜二两 甘草二两 半夏半升 麦冬一升（去心）

【用法】 上十二味，以水一斗，煮取三升，分温三服。

【功效】 温经散寒，祛瘀养血。

【方解】

方中吴茱萸温经散寒，调气畅肝；当归、川芎养血祛瘀；丹皮、芍药、麦冬凉血养阴祛瘀；人参、阿胶益气补血；半夏和胃降逆；桂枝助吴茱萸温经散寒；生姜助半夏和胃降逆，甘草和中，其合人参补中益气，伍芍药养阴缓急止痛。

【主治】

治疗冲任虚寒，瘀血阻滞证。症见漏下不止，月经不调，或前或后，或一月再行，或经停不至，而见入暮发热，手心烦热，唇口干燥；亦治妇人久不受孕。

《金匮要略·妇人杂病脉证并治第二十二》："问曰：妇人年五十所，病下利数十日不止，暮即发热，少腹里急，腹满，手掌烦热，唇口干燥，何也？师曰：此病属带下。何以故？曾经半产，瘀血在少腹不去。何以知之？其证唇口干燥，故知之。当以温经汤主之。"

【名家拓展应用】

子宫肌瘤：冲任虚寒，瘀血结块，小腹有肿块，无痛感，伴腰困，怕冷，轻度浮肿，畏寒，舌暗苔淡，脉沉。

【名家临证要点】

张子琳用温经汤加减治疗子宫肌瘤，以小腹肿块，无痛感，伴腰困，怕冷，轻度浮肿，畏寒，经血色淡，舌苔薄，脉沉细为辨证要点。处方：当归 10g，川芎 6g，白芍 16g，阿胶 10g，吴茱萸 8g，桂枝 6g，麦冬 10g，半夏 6g，党参 10g，丹皮 6g，炙甘草 6g，川断 6g，焦杜仲 16g，生姜 10g。水煎服。因患者病已日久，腰困、畏冷、出血，脉沉细，皆为气血虚寒之征，在治疗早期以温中散寒、扶正祛瘀为主，故用《金匮》温经汤，待阳弱正虚之征消后再以散结之法为主。

桂枝茯苓丸

【组成】桂枝 茯苓 牡丹（去心） 芍药 桃仁（去皮尖，熬）各等份

【用法】现多按原方用量比例酌减，改为汤剂煎服。

【功效】消瘀化癥，利湿祛浊。

【方解】

桂枝、芍药通调血脉，丹皮、桃仁活血消癥，茯苓健脾利湿化浊。

【主治】

治疗癥病，还可用于治疗瘀血内阻的痛经、产后恶露停滞、死胎或胞衣不下等病证。

《金匮要略·妇人妊娠病脉证并治第二十》：“妇人宿有癥病，经断未及三月，而得漏下不止，胎动在脐上者，为癥痼害。妊娠六月动者，前三月经水利时，胎也。下血者，后断三月衃也。所以血不止者，其癥不去故也，当下其癥，桂枝茯苓丸主之。”

【名家拓展应用】

（1）子宫肌瘤：瘀象较明显，经期有血块，月经不调或有腹痛者。

（2）肺癌：肺癌术后，与补气扶正药合用，达到祛邪化瘀正复之目的。

【名家临证要点】

子宫肌瘤瘀象较明显，经期有血块腹痛者，以桂枝茯苓丸加减活血散结药治疗。班秀文以桂枝茯苓丸方为基础加黄芪、鸡血藤、山楂、益母草、延胡索、莪术、大枣，加强扶正活血；邓铁涛桂枝茯苓丸合失笑散制成药丸，活血行瘀，又能止血止痛；于己百以桂枝茯苓丸方加三棱、莪术、夏枯草、海藻、生牡蛎、当归、川楝子、延胡索、生地、海螵蛸、茜草活血软坚散结，理气消癥，治疗子宫肌瘤病程较长肌瘤较大者。

洪广祥用桂枝茯苓丸合补中益气汤治疗肺癌，对于肺癌术后元气大伤者，根据患者体质以补中益气汤补中气，并加入补肾扶正之品，同时以桂枝茯苓丸化瘀消癥，以求扶正祛邪，使正气得复瘀癥得消。

当归芍药散

【组成】当归三两　芍药一斤　川芎半斤　茯苓四两　泽泻半斤　白术四两

【用法】杵为散，取方寸匕，酒和，日三服。

【功效】活血化瘀，缓消癥块。

【方解】

桂枝温阳通脉，芍药养血和营，桃仁破血消癥，丹皮凉血散瘀，茯苓健脾化湿。以蜜为丸，缓消癥块。

【主治】

治疗妊娠肝脾不和腹痛证，为肝脾失调气血郁滞所致。症见腹中拘急，绵绵作痛，小便不利，足跗浮肿等。

《金匮要略·妇人妊娠病脉证并治第二十》：“妇人怀妊，腹中疠痛，当归芍药散主之。”

【名家拓展应用】

(1) 子宫肌瘤：带下时清时黄，量或多或少，偶夹血丝，经量中等，色暗红，有血块，经行腰胀痛，或有乳房胀痛者。

(2) 宫颈癌：下腹疼痛，有时隐痛，时绞痛，时坠胀疼痛，大便时干时稀，恶心，纳差。

【名家临证要点】

郭志雄治疗宫颈癌术后，有肝郁血滞、脾虚湿阻者，当归芍药散合用四逆散，以加强理肝气之功，并用了土鳖虫、莪术等加大活血祛瘀之力，另加黄芪、西洋参，扶正补气。

班秀文治疗子宫肌瘤，对月经色暗红，夹血块，经行腰胀痛，或有乳房胀痛等肝郁之象明显的患者，以当归芍药散合消瘰丸治疗。处方：当归、白术、泽泻、贝母、海藻、香附、赤芍各10g，土茯苓20g，生牡蛎(先煎)30g，玄参15g，川芎6g。全方在当归芍药散基础上加大疏肝解郁，理气散结之力。

茵陈蒿汤

【组成】茵陈蒿六两　栀子十四枚（擘）　大黄二两（去皮）

【用法】水煎服。

【功效】清热利湿退黄。

【方解】

茵陈蒿苦寒清热利湿，并有疏利肝胆、退黄的作用；栀子苦寒，清热利湿，通三焦而利小便；大黄苦寒，除瘀热，荡浊秽。

【主治】

治疗湿热黄疸证。症见身黄如橘子色，腹满痛，口渴，汗出不畅，齐颈而还，小便不利，舌苔黄腻，脉弦滑等。

《伤寒论》第260条：“伤寒七八日，身黄如橘子色，小便不利，腹微满者，茵陈蒿汤主之。”

【名家拓展应用】

（1）肝癌并发腹水：腹水腹胀，肝区疼痛，下肢浮肿，纳差，小便少而黄，大便坠而溏，有排便不尽感。

（2）胰腺癌：深黄疸，皮肤瘙痒，腹部膨隆，叩之鼓音，胰腺肿块随手可及，质硬，压痛明显，小便混浊，舌胖有齿印，苔黄腻，脉弦滑。

【名家临证要点】

孙桂芝治疗肝癌并发腹水，证为肝胆湿热，水湿内停者，方用茵陈蒿汤合五苓散治疗，以茵陈蒿汤消肝胆湿热，用五苓散健脾胃，同时加大利湿祛水邪之力。

赵冠英治疗肝癌，患者除有湿热内蕴之象，同时又有发热，口苦纳差，肝郁化火之征，并有精神不振，形体消瘦，面色萎黄等脾胃不足之候，方以小柴胡汤、茵陈蒿汤、四君子汤合方加减。处方：生黄芪20g，黄芩、茵陈、白花蛇舌草、白英、党参、白术、茯苓、车前子（包）、莪术、虎杖各15g，柴胡、郁金、青皮、陈皮、草河车、生三仙各10g，三七粉（冲）2g。全方祛邪扶正，肝病实脾。

顾奎星治疗胰腺癌术后，证为湿热瘀阻，腑气不通者方用茵陈蒿汤合大柴胡汤加减。处方：茵陈30g，栀子15g，黄芩10g，制大黄10g，净柴胡6g，猪茯苓各10g，蛇六谷10g，虎杖15g，厚朴10g，石打穿15g，生鸡内金10g，金钱草15g，墓头回10g，半枝莲15g，蛇舌草15g。方中茵陈蒿汤和大柴胡汤两方合用清热利胆、通腑泄浊之力更甚，并外敷泄下药组成的黑膏药以急泄肝胆湿热，消其腹胀黄疸。

四逆散

【组成】甘草（炙） 枳实（破，水渍，炙干） 柴胡 芍药

【用法】古时以上四味药，各十分，捣筛，米汤调和，每次内服3~5g。现多改散为汤，依其比例，水煎服。

【功效】疏肝解郁，通阳散结。

【方解】

方中柴胡疏肝解郁，调畅气机；枳实行气散结，调中焦之运化，与柴胡同用，一升一降，加强疏肝理气之效；芍药制肝益脾，和营通痹，且助柴胡疏肝而无伤阴之弊；甘草和中缓急。

【主治】

治疗肝郁气滞，阳气不能通达于外的四肢厥冷，或肝脾不和所致的腹痛、下利、里急后重者。

《伤寒论》318条："少阴病，四逆，其人或咳，或悸，或小便不利，或腹中痛，或泄利下重者，四逆散主之。"

【名家拓展应用】

胰头癌、食管癌、胆囊癌、宫颈癌，有胁胀痛、胃痞，矢气则舒，嗳气不畅，口干、口苦等有肝郁气滞之症者。

【名家临证要点】

陈瑞春认为四逆散是和解宣郁的代表方，凡气机郁滞者皆可选用。应用时用枳壳易枳实，枳壳与枳实功效虽然相近，但枳壳性较柔和，行气而不伤正。有瘀血病机存在，赤芍、白芍可同用。癌症患者多由肝气郁滞日久而致，在诸多癌症治疗中有肝郁症者均可使用，如胰腺癌、食管癌等。

彭胜权四逆散加味治疗气滞血瘀肝癌。患者有慢性乙肝病史30余年，晚期肝癌术后并见肝硬化（失代偿期）、食管静脉曲张、胆总管下段近十二指肠处狭窄，无法进行根治术，形体消瘦，面色苍白，疲倦，汗多，胃纳尚可，二便调，舌暗红有裂纹、苔少，脉沉细。治以四逆散加味，疏肝理气、软坚散结为主。处方：柴胡、桃仁各10g，香附、郁金、佛手各12g，丹参、白芍、赤芍、穿山甲（先煎）、女贞子各15g，鳖甲（先煎）、龟板（先煎）各30g。

路志正四逆散合新绛汤治疗胆囊癌术后，认为病位虽在胆，但胆附肝，肝胆同病，疏泄失职，精汁郁滞成块而致胆管扩张胁痛。处方：柴胡10g，炒白芍12g，炒枳壳、旋覆花（包煎）各10g，绿萼梅、谷芽、麦芽各15g，清半夏、八月札各9g，玫瑰花12g，金钱草15g，红花6g，甘草2g，生姜1片。

郭志雄治疗宫颈癌术后，有肝郁血滞、脾虚湿阻者，以当归芍药散合用四逆散加减，疏肝理气。方中加入土鳖虫、莪术等加大活血祛瘀之力，另加黄芪、西洋参，扶正补气。

半夏泻心汤

【组成】半夏半升（洗）　黄芩　干姜　人参　甘草（炙）各三两　黄连一两　大枣十二枚（擘）

【用法】水煎去滓，再将药汁浓缩至半，温服。

【功效】和中降逆，消痞散结。

【方解】

半夏燥湿化痰，开结降逆，和胃消痞，为方中主药。干姜与芩、连相伍，干姜气味辛散，芩、连气味苦降，合则辛开苦降，宣达结气，以泻心消痞，体现舍性取用的配伍特点。干姜尚能化饮，芩连尚能燥湿。人参、大枣、甘草补益脾胃，复其升降之职。本方辛开苦降，祛湿和胃，共奏消痞散结之功。

【主治】

治疗寒热错杂痞证，为寒热错杂，中焦痞塞，症见心下满而不通，呕恶，肠鸣下利，舌红苔腻。

《伤寒论》第149条云："伤寒五六日，呕而发热者，柴胡汤证具，而以他药下之，柴胡证仍在者，复与柴胡汤。此虽已下之，不为逆，必蒸蒸而振，却发热汗出而解。若心下满而硬痛者，此为结胸也，大陷胸汤主之。但满而不痛者，此为痞，柴胡不中与之，宜半夏泻心汤。"

【名家临证要点】

裴正学治疗食管癌，患者症见舌红，苔黄厚腻，尺脉弱，关脉弦等，予以六味地黄汤、半夏泻心汤、托里透脓散之合方。六味地黄汤扶正固本，半夏泻心汤泻火燥湿、行气宽中，托里透脓散软坚活血、扶正散瘀。

大承气汤

【组成】 大黄四两（酒洗） 厚朴半斤（炙，去皮） 枳实五枚（炙） 芒硝三合

【用法】 上四味，水煎服，去滓，纳大黄，再煎煮至一半药液，去滓，纳芒硝，温服。

【功效】 峻下燥结，荡涤热实。

【方解】

大黄苦寒泻热荡实，芒硝咸寒软坚润燥，枳实、厚朴行气导滞，破结除满。四药相合，共成攻下实热、荡涤燥结之峻剂。

【主治】

治疗阳明腑实证，为燥屎内结，阳明热实所致。症见大便硬，甚至多日不大便，或热结旁流，腹胀满痛或绕脐痛，拒按，日晡潮热，心中懊侬而烦不解，谵语，舌苔黄厚焦燥，脉沉实有力。

《伤寒论》第238条云："阳明病，下之，心中懊憹而烦，胃中有燥屎者，可攻。腹微满，初头硬，后必溏，不可攻之。若有燥屎者，宜大承气汤。"

【名家拓展应用】

食管癌：兼见胃脘胀满，大便秘结，小便赤涩，舌质红，苔黄厚腻，脉沉弦数等里热腑实不通者。

【名家临证要点】

裴正学治疗食管上段鳞癌，患者同时进行放疗，尚能进食牛乳及茶水，兼有胃脘胀满，大便秘结，小便赤涩，舌质红，苔黄厚腻，脉沉弦数等症。方用大承气汤合三黄泻心汤、启膈散加味。处方：大黄10g，黄连3g，黄芪10g，枳实10g，厚朴10g，芒硝10g，茯苓10g，郁金6g，丹参10g，丹皮10g，木香10g，浙贝母10g，砂仁6g，杵头糠20g，荷叶10g。

小陷胸汤

【组成】黄连一两　半夏半升（洗）　瓜蒌实大者一枚

【用法】水煎服。

【功效】清热化痰开结。

【方解】

方中瓜蒌实宽胸散结化痰，半夏化痰祛浊，黄连清热，合奏清热化痰开结之功。

【主治】

治疗小结胸病，为痰热互结于胸膈心下所致，症见心下痛，按之痛甚，脉浮滑。

《伤寒论》第138条云："小结胸病，正在心下，按之则痛，脉浮滑者，小陷胸汤主之。"

【名家拓展应用】

食管癌：除有食入即吐，或食入梗塞感等食管癌症状外，有较多痰涎、胸闷等症。

【名家临证要点】

陈瑞春以柴胡疏肝散合小陷胸汤治疗食管中下段癌，认为本病与患者平素饮食不节、恣食厚味有关，食损脾胃，脾失健运，湿聚成痰，痰阻气机，气逆不降，故饮食梗阻，呕吐痰涎。治拟理气化痰，散结解毒，和胃降逆。

孙桂芝治疗乳腺癌术后，症见胸满，憋气，咳嗽，少痰，纳差，便溏，周身乏力，左肺胸腔积液。治以小陷胸汤加减，健脾祛痰利水，佐以抗癌。处方：全瓜蒌15g，清半夏12g，黄连7g，延胡索15g，郁金12g，茯苓15g，泽泻15g，神曲30g，苏梗10g，夏枯草15g，龙葵15g。

瓜蒌薤白半夏汤

【组成】瓜蒌实一枚（捣）　薤白三两　半夏半升　白酒一斗

【用法】水煎服。

【功效】行气宽胸，通阳散结，化痰祛浊。

【方解】

方中瓜蒌实宽胸散结化痰，薤白通阳导滞，半夏化痰祛浊。

【主治】

治疗痰浊痹阻之胸痹，见胸痛彻背，短气，喘息咳唾，不得平卧等症。

“胸痹不得卧，心痛彻背者，瓜蒌薤白半夏汤主之。”（《金匮要略·胸痹心痛短气病脉证并治第九》）

【名家临证要点】

孙桂芝以瓜蒌薤白半夏汤合通宣理肺汤治疗右肺小细胞性未分化癌，症见胸痛，胸闷，咳嗽无痰，消瘦，乏力，心悸失眠，脉细稍数，舌质红，苔薄。辨证为胸阳不振，邪气扰心。处方用：瓜蒌 15g，清半夏 10g，薤白 10g，橘红 10g，桔梗 10g，苏梗 10g，浙贝母 10g，款冬花 10g，夏枯草 15g，鱼腥草 15g，延胡索 10g，郁金 10g，草河车 15g，白屈菜 15g，莲子心 10g，甘草 10g。

竹叶石膏汤

【组成】 竹叶二把　石膏一斤　半夏半升（洗）　麦门冬一升（去心）　人参二两　甘草二两（炙）　粳米半升

【用法】 水煎服。

【功效】 清热和胃，益气生津。

【方解】

方中竹叶、石膏甘寒清热除烦；人参、麦冬益气生津，滋阴润燥；甘草、粳米补中益气养胃；半夏和胃降逆止呕，又能防止补药之滞。

【主治】

治疗余热未尽，津气两伤之证，见呕吐，消瘦，少气，纳呆，口渴，心烦，舌红少苔，脉虚数等。

《伤寒论》397条："伤寒解后，虚羸少气，气逆欲吐，竹叶石膏汤主之。"

【名家拓展应用】

鼻咽癌：鼻腔出血者，鼻腔瘙痒并有堵塞感，头胀痛，口干、口苦，饮水量多，纳食可，小便黄。

【名家临证要点】

陈瑞春认为鼻咽癌患者因过食辛辣厚味，故致脾胃滋生湿热，又因足阳明胃之经脉上交鼻，胃火伤及脉络，火热迫血妄行而致鼻腔出血，色鲜红，循经上攻则头痛，热盛灼伤胃津，津不上承则口渴引饮。病位在鼻腔，病变涉及肺、脾、胃三脏，病机为肺胃热盛。治法当以《寿世保元·衄血》中提出的"凉血止血"为主，清肺胃之热以凉血止血。方选竹叶石膏汤加减。处方：生石膏30g，竹叶10g，北沙参20g，麦冬10g，法半夏10g，芦根20g，炙甘草6g，桑皮10g，黄芩10g，白及15g，白茅根15g，百部10g，杏仁10g，并嘱其煎药时另加粳米（自备）一撮。

五苓散

【组成】 猪苓十八铢（去皮）　泽泻一两六铢　白术十八铢　茯苓十八铢　桂枝半两（去皮）

【用法】 上五味，捣为散，以米汤或温水调服3~5g。现多依方中药物比例，改丸为汤，水煎服。

【功效】 温阳化气，利水排浊。

【方解】

方中猪苓、泽泻渗利水湿；白术、茯苓健脾利水；桂枝温振膀胱，化气行水，又能温煦三焦，促进三焦气化，以使水液归于正化。

【主治】

治疗太阳蓄水证，症见小便不利，小腹胀满急迫，消渴，脉浮。

《伤寒论》71条云："太阳病，发汗后，大汗出，胃中干，烦躁不得眠，欲得饮水者，少少与饮之，令胃气和则愈。若脉浮，小便不利，微热，消渴者，五苓散主之。"

在《金匮要略》中治疗饮停下焦，水气上逆之眩晕，吐涎沫，脐下悸动，小便不利，苔白滑或腻，脉弦紧。

《金匮要略·痰饮咳嗽病脉证并治第十二》云："假令瘦人脐下有悸，吐涎沫而癫眩，此水也，五苓散主之。"

【名家拓展应用】

肝癌、卵巢癌并发腹水：下肢浮肿、腹胀，纳差，小便少，有水饮内停之象者。

【名家临证要点】

孙桂芝治疗肝癌并发腹水，证属肝胆湿热，水湿内停者，治以茵陈蒿汤合五苓散加味，清热利湿，疏肝健脾。处方：茵陈30g，炒山栀15g，猪苓30g，茯苓15g，泽泻15g，杏仁10g，车前子15g（包煎），龙葵15g，桃仁10g，赤芍10，郁金10g，生地10g，半边莲15g，延胡索10g，甘草6g。

顾奎星温脾汤合五苓散治疗卵巢癌术后，证属脾肾两虚，失于温运，水湿邪毒内聚者，方用温脾汤合五苓散化裁，治以温补脾肾，通腑泄浊，使脾运得健，腑通气顺，湿浊自祛。处方：党参15g，炒白术10g，猪苓、茯苓各10g，泽泻12g，车前子10g，川桂枝6g，淡干姜3g，淡附子6g，八月札10g，枳壳6g，制大黄10g，仙鹤草15g，土茯苓10g，炙甘草6g。

麻黄附子细辛汤

【组成】 麻黄二两（去节）　细辛二两　附子一枚（炮，去皮，破八片）

【用法】 水煎服。

【功效】 温经解表。

【方解】

麻黄外解表寒，附子温补肾阳，细辛则以其气味辛温雄烈而走窜，既能佐附子温经补阳，又能佐麻黄解散表寒，三药合用，于温阳中兼以解表，于解表中温补肾阳。

【主治】

治疗少阴病兼表证，为少阴阳虚，复感外邪所致。症见发热，无汗恶寒，头身痛，脉沉细。

《伤寒论》301 条："少阴病，始得之，反发热，脉沉者，麻黄细辛附子汤主之。"

【名家拓展应用】

肺癌骨转移：兼有腰冷痛等肾阳虚，阴寒内盛者。

【名家临证要点】

沈继泽治疗肺癌骨转移，对证属肝阴不足、肾阳虚衰、阴寒内盛患者，治疗先柔肝缓急止痛，再温肾散寒。服药 4 天后患者两胁疼痛消除，惟腰椎疼痛入夜难忍，苔薄质紫，脉细滑。治以麻黄附子细辛汤合芍药甘草汤加减。处方：炙黄芪 30g，当归身、川芎、穿山甲、炙蜣螂各 10g，炙麻黄 8g，淡附子 6g，杜仲、乌梢蛇、生地各 20g，川断、金毛狗脊各 20g，细辛 12g，1 日 1 剂。另炒白芍 25g，炙甘草 7g，一日 2 剂。

理中汤

【组成】 人参　干姜　甘草（炙）　白术各三两

【用法】 水煎服。

【功效】 温中健脾，散寒除湿。

【方解】

方中人参补益脾气，白术健脾除湿，干姜温健脾阳，甘草补益中气，调和诸药。

【主治】

治疗霍乱，症见吐泻交作，头痛身痛，发热等。

《伤寒论》386条：“霍乱，头痛发热，身疼痛，热多欲饮水者，五苓散主之；寒多不用水者，理中丸主之。”

又可治太阴病，下利不渴，腹满痛，食不下，舌淡胖，苔白滑，脉缓。

【名家拓展应用】

胃癌：胃脘痛，热食则舒，忌寒凉生冷，纳少，便稀，畏寒，面色白，舌淡，舌苔白，脉沉缓无力等脾胃虚寒者。

【名家临证要点】

刘伟胜治疗胃癌，属脾胃虚寒，运化失司者，以附子理中汤加味，治以温中散寒，补气健脾。处方：党参20g，白术15g，干姜12g，熟附子10g，肉桂1.5g（冲服），吴茱萸10g，白豆蔻10g，茯苓皮20g，炙甘草6g，水煎服，每日1剂。另给吉林人参10g炖服，每周2次。

欧阳琦治疗舌上淋巴瘤，患者舌上淋巴瘤已1年，首诊见有心烦口渴、尿黄赤等火热症状。先与导赤散加夏枯草、天葵子、紫草、浙贝母等凉血清热、软坚散结之品。后患者有纳减，脘胀，察其舌已由红绛转为淡红，为血热已尽，中寒复起之候，改用理中汤稍加桂枝温调脾胃。

小柴胡汤

【组成】柴胡半斤　黄芩三两　人参三两　半夏半升（洗）　甘草（炙）　生姜（切）各三两　大枣十二枚（擘）

【用法】水煎去滓，再将药汁浓缩至半，温服。

【功效】和解少阳，转运枢机，疏肝清热。

【方解】

方中柴胡、黄芩苦寒，疏肝清热，宣达三焦；半夏、生姜辛温，一则助柴胡之疏泄，二则化痰开结；人参、甘草、大枣补益少阳，助少阳升发之功，又能防柴、芩苦寒之弊。

【主治】

治疗少阳病，见口苦，咽干，目眩，往来寒热，胸胁苦满，嘿嘿不欲饮食，心烦喜呕，舌红苔黄，脉弦细。

《伤寒论》96条："伤寒五六日中风，往来寒热，胸胁苦满，嘿嘿不欲饮食，心烦喜呕，或胸中烦而不呕，或渴，或腹中痛，或胁下痞硬，或心下悸、小便不利，或不渴、身有微热，或咳者，小柴胡汤主之。"

【名家拓展应用】

（1）肝癌：腹胀，发热，口苦纳差，舌体暗红，舌苔黄腻，脉弦滑，有肝胆湿热之征者。

（2）鼻咽癌化疗后发热：寒热往来，口干口苦，心悸心烦，纳差，食入欲呕等。

【名家临证要点】

陈瑞春治疗胰头癌术后肝胃气滞患者，以小柴胡汤合四逆散加减，治以舒肝和胃，理气消胀。赵冠英治疗肝癌，证属湿热蕴毒、气血瘀结之癥瘕者，用小柴胡汤、茵陈蒿汤、四君子汤合方加减。治以健脾祛湿，清热解毒，调畅气机。处方：生黄芪20g，黄芩、茵陈、白花蛇舌草、白英、党参、白术、茯苓、车前子（包）、莪术、虎杖各15g，柴胡、郁金、青皮、陈皮、草河车、生三仙各10g，三七粉（冲）2g。

郭志雄治疗鼻咽癌化疗后发热，证属邪郁少阳，气虚血瘀者，治以和解少阳，活血调气。方用小柴胡汤合生脉饮加减。处方：柴胡15g，黄芩15g，西洋参15g，法半夏20g，麦冬20g，五味子10g，沙参30g，丹参30g，蜂房10g，白术15g，菟丝子20g，补骨脂30g，生姜5g，大枣10g，甘草5g。

大柴胡汤

【组成】柴胡半斤　黄芩三两　芍药三两　半夏半升（洗）　生姜五两（切）　枳实四枚（炙）　大枣十二枚（擘）　大黄二两

【用法】水煎去滓，再将药汁浓缩至半，温服。

【功效】和解少阳，通下阳明。

【方解】

方中柴胡、黄芩苦寒，和解少阳，清利肝胆，调畅三焦；半夏、生姜辛温，则助柴胡之疏泄，又能化痰祛浊；大黄、枳实，泻下通便，排泄痰浊；芍药柔肝和营，大枣资中扶正。

【主治】

治疗少阳阳明合病，见呕不止，心烦，心下痞硬，下利或大便秘结等。

《伤寒论》103条：“太阳病，过经十余日，反二三下之，后四五日，柴胡证仍在者，先与小柴胡汤；呕不止，心下急，郁郁微烦者，为未解也，与大柴胡汤下之则愈。”

【名家拓展应用】

（1）胰腺癌：黄疸，皮肤瘙痒，便混浊，便秘，苔黄腻，脉弦滑，证属湿热瘀阻，腑气不通者。

（2）胆囊癌术后：胸胁闷痛，大便干，或2~3天1次，腹胀，舌红苔薄黄，脉细滑等肝胆湿热郁滞，腑气不调者。

【名家临证要点】

顾奎星治疗胰腺癌，证属湿热瘀阻，腑气不通者，治以清热利胆，通腑泄浊。方选茵陈蒿汤合大柴胡汤化裁。

周仲瑛治疗胆囊癌术后，证属肝胆湿热郁滞，腑气不调者，方用大柴胡汤加减。处方：柴胡、九香虫各5g，熟大黄6g，赤芍、枳实、黄芩、法半夏、莪术、太子参、麦冬、延胡索、神曲各10g，茵陈、全瓜蒌各12g，黄连3g。

乌梅丸

【组成】乌梅三百枚　细辛六两　干姜十两　黄连十六两　当归四两　附子六两（炮，去皮）　蜀椒四两（出汗）　桂枝六两（去皮）　人参六两　黄柏六两

【用法】按上述药量比例，取适量，水煎服。

【功效】清上温下，安蛔止利。

【方解】

方中乌梅酸甘化阴为君；黄连、黄柏清上热；附子、干姜、细辛、蜀椒、桂枝温下寒；人参、当归益气生津养血。

【主治】

治疗蛔厥或久利。

《伤寒论》338条："伤寒，脉微而厥，至七八日肤冷，其人躁无暂安时者，此为脏厥，非蛔厥也。蛔厥者，其人当吐蛔，今病者静而复时烦者，此为脏寒，蛔上入其膈，故烦，须臾复止，得食而呕，又烦者，蛔闻食臭出，其人常自吐蛔。蛔厥者，乌梅丸主之。又主久利。"

【名家拓展应用】

食管癌并发腹泻：一日多次腹痛腹泻稀溏或水样便，面色萎黄，形体消瘦，神疲乏力，口苦口干，舌淡红苔薄黄腻，脉弦数等胃热肠寒、肝脾不调者。

【名家临证要点】

郭志雄治疗食管癌并发腹泻，证属胃热肠寒，肝脾不调者，治以调和肝脾，扶正止泻。方用乌梅丸合痛泻要方加减。处方：乌梅20g，细辛6g，干姜6g，黄连10g，附子10g（先下），当归10g，黄柏10g，桂枝10g，西洋参10g，蜀椒10g，陈皮12g，白芍30g，白术10g，防风15g，车前子15g。

吴茱萸汤

【组成】吴茱萸一升　人参二两　生姜六两（切）　大枣十二枚（擘）

【用法】水煎服。

【功效】暖肝温胃，泄浊通阳。

【方解】

方中吴茱萸、生姜，暖肝温胃降浊；人参、大枣补益正气，扶正祛邪。

【主治】

治疗肝胃虚寒，浊阴上逆所致的食谷欲呕，吐涎沫，巅顶痛，手足冷，烦躁欲死等。

《伤寒论》309条："少阴病，吐利，手足逆冷，烦躁欲死者，吴茱萸汤主之。"

【名家拓展应用】

食管癌：噎膈，甚则呕吐痰涎，嗳气不畅，舌淡苔薄腻水滑，证属中阳不足、痰饮内停、胃气上逆者。

【名家临证要点】

沈继泽治疗食管癌，证属中阳不足，痰饮内停，胃气上逆者，治以温中降逆化饮为主。方用吴茱萸汤加味。处方：淡吴茱萸6g，沉香片7g，干姜8g，炙甘草3g，法半夏、茯苓各15g，桂枝、炙鸡内金、炒白术、党参、川朴、枳实各10g，炙蜈蚣8条。

茯苓桂枝白术甘草汤

【组成】茯苓四两　桂枝三两（去皮）　白术　甘草（炙）各二两

【用法】水煎服。

【功效】温脾阳，化水饮。

【方解】

方中茯苓健脾利水，桂枝温阳化气，合则化气利水；白术、甘草健脾补虚，助脾气之升。四药合则脾阳振奋，水化津生。

【主治】

治疗脾阳虚衰，水饮内停之证。症见心下胀满，自觉有气从腹中上冲，头晕，体位改变则甚，舌淡胖，脉沉紧。

《伤寒论》第67条云："伤寒若吐若下后，心下逆满，气上冲胸，起则头眩，脉沉紧，发汗则动经，身为振振摇者，茯苓桂枝白术甘草汤主之。"

【名家拓展应用】

肺癌胸腔积液：胸腔积液兼有胸胀闷，便溏，面浮，舌苔薄白，脉细滑等脾阳虚弱、水饮内停者。

【名家临证要点】

沈继泽治疗肺癌胸腔积液，证属脾阳虚弱，水饮内停，痰热郁肺，瘀血阻滞者，方用苓桂术甘汤合麻杏石甘汤加味。治以清化痰热，温阳利水，活血化瘀。处方：茯苓、桂枝、炒白术、杏仁、炙黄精、法半夏、炙水蛭、泽兰、泽泻各10g，川贝母10g，炙甘草3g，炙麻黄8g，生、炙黄芪各30g。

麻黄连轺赤小豆汤

【组成】麻黄二两（去节）　连轺二两（连翘根）　杏仁四十个（去皮尖）　赤小豆一升　大枣十二枚　生梓白皮一升（切）　生姜二两（切）　甘草二两（炙）

【用法】潦水煎服。

【功效】清热利湿，解表散邪。

【方解】

麻黄、杏仁、生姜辛散表邪，三味相配，开提肺气以利水湿；连轺、赤小豆、生梓白皮共清泄湿热；甘草、大枣共调脾胃。方用潦水煎煮，取其味薄不助湿之意。

【主治】

治疗湿热发黄兼表证，为湿热内阻，熏蒸肝胆，兼风寒外束所致。症见身黄目黄如橘子色，小便不利而色黄，发热恶寒无汗，或见身痒。

《伤寒论》第262条云："伤寒瘀热在里，身必黄，麻黄连轺赤小豆汤主之。"

【名家拓展应用】

骨肿瘤：兼见手足麻木，有蚁行感、针刺感，口黏腻，食少纳呆，大便质稀；舌暗、苔白厚腻，脉沉弦滑等外感风邪阻络夹湿之征。

【名家临证要点】

刘公望治疗右胫骨近段原发性骨肿瘤，手术及放化疗后逐渐出现手足蚁行感、针刺感，麻木难忍，甚则无法入睡，证属脾胃气血亏虚，外感风邪阻络者，治以益气补血、祛风活络。方用麻黄连轺赤小豆汤合半夏白术天麻汤加减。处方：生麻黄12g，木贼草9g，连翘根15g，赤小豆30g，杏仁9g，薏苡仁30g，白豆蔻9g，草豆蔻9g，生黄芪30g，防风9g，蕲蛇15g，半夏15g，白术9g，天麻15g，陈皮10g。

旋覆代赭汤

【组成】旋覆花三两　人参二两　生姜五两　代赭石一两　甘草三两（炙）　半夏半升（洗）　大枣十二枚（擘）

【用法】水煎去滓，再将药汁浓缩至半，温服。

【功效】和胃降逆，化痰下气。

【方解】

旋覆花、代赭石为伍，旋覆花苦辛而咸，主下气消痰，软坚散结消痞，降气行水，主治心下痞满，噫气不除；代赭石苦寒入肝，重而镇肝降逆，二者相合，下气消痰，镇肝胃之虚逆；更以半夏、生姜为佐，化痰散结，和胃降逆；人参、大枣、甘草补中益气，扶脾胃之虚，使脾胃之气得健，痰饮之邪得除，肝胃气逆得平，痞硬噫气可除。全方补降合用，以降为主。

【主治】

治疗痰气痞证，为胃虚气逆，痰气壅塞所致。症见噫气、呕吐、恶心、呃逆诸症。

《伤寒论》第161条云："伤寒发汗，若吐、若下，解后，心下痞硬，噫气不除者，旋覆代赭汤主之。"

【名家拓展应用】

（1）食管癌：有吞咽梗阻，恶心呕吐、胸膈痞闷、泛吐痰涎等痰气瘀阻之症。

（2）胃贲门癌：素体肝郁气滞，胃失和降，症见嗳气、反酸或呕吐黏液频繁，胃胀，苔薄黄腻等。

【名家临证要点】

周仲瑛治疗食管癌，证属痰气瘀阻、津气两伤、和降失司者，治以和胃降气，化痰祛瘀，益气生津，解毒抗癌，方用旋覆代赭汤和左金丸加减。处方：旋覆花5g（包），代赭石25g，法半夏10g，黄连3g，吴茱萸3g，肿节风20g，桃仁10g，失笑散10g（包），南、北沙参各10g，大麦冬10g，太子参10g，丹参15g，公丁香5g，炙刺猬皮15g，煅瓦楞子20g，独角蜣螂2只，蜈蚣3条，威灵仙15g，白花蛇舌草20g，石打穿20g，红豆杉15g。

郁仁存、刘嘉湘、周仲瑛治疗贲门癌，对有痰气瘀阻，胃失和降者，以旋覆代赭汤为基础，加散结化瘀、和胃降逆、益气健脾、解毒抗癌等药治之。

麻黄杏仁甘草石膏汤

【组成】 麻黄四两（去节）　杏仁五十个（去皮尖）　甘草二两（炙）　石膏半斤（碎，绵裹）

【用法】 水煎服。

【功效】 清热宣肺。

【方解】

麻黄宣肺平喘，石膏辛甘大寒，用量倍于麻黄，直清里热。麻黄配石膏，则变辛温之性而为辛凉，利于清宣肺中郁热而定喘逆，二者互相佐制，则宣肺平喘而不温燥，清泄肺热而不凉滞。杏仁宣降肺气，助麻黄平喘。炙甘草甘缓和中，调和诸药，防石膏寒凉伤脾。方中麻黄与石膏配伍，一散一清，一宣一降，恰合肺之气机。

【主治】

治疗邪热壅肺之喘证。症见汗出，喘，无大热，口渴，咳嗽，咯痰黄稠，苔黄，脉数。

《伤寒论》第63条云："发汗后，不可更行桂枝汤，汗出而喘，无大热者，可与麻黄杏仁甘草石膏汤。"

【名家拓展应用】

肺癌胸腔积液：兼有咳嗽，咯痰量少色黄，胸闷而胀等痰热阻肺之症。

【名家临证要点】

许建中治疗肺癌，证属肺肾阴虚，痰瘀阻滞者，治以养肺益肾，活血化瘀，宣肺平喘。方用六味地黄丸合麻杏石甘汤加减。处方：生、熟地各10g，山药10g，山茱萸12g，麦冬15g，陈皮15g，半夏10g，胆南星12g，竹茹12g，麻黄6g，杏仁12g，生石膏20g，龙葵12g，半边莲12g，山慈菇

10g，蜂房 12g，丹参 20g，川贝母 12g，百部 15g，款冬花 15g，紫菀 10g，浙贝母 20g，当归 15g，焦山楂 15g，虎杖 20g。

沈继泽治疗肺癌胸腔积液，其证属脾阳虚弱、水饮内停兼有痰热郁肺、瘀血阻滞。方选苓桂术甘汤合麻杏石甘汤加味，治以清化痰热，温阳利水，活血化瘀。

葶苈大枣泻肺汤

【组成】 葶苈（熬令黄色，捣丸如弹子大）　大枣十二枚

【用法】 水煎服。

【功效】 泻肺逐痰平喘。

【方解】

葶苈子味苦性寒，清热泻肺，逐痰平喘；配用大枣，缓和葶苈子峻猛之性，使之泻肺而不伤正。

【主治】

治疗肺痈初期，痰浊壅肺，邪实气闭之喘证。症见肺痈，喘不得卧；胸满胀，一身面目浮肿，鼻塞，清涕出，不闻香臭酸辛，咳逆上气，喘鸣迫塞；支饮胸满者。

《金匮要略·肺痿肺痈咳嗽上气病脉证治第七》："肺痈，喘不得卧，葶苈大枣泻肺汤主之。"

【名家拓展应用】

肺癌、食管癌胸腔积液属痰瘀阻滞，水饮内停者。

【名家临证要点】

张学文治疗肺癌胸腔积液，证属痰瘀交结、浊毒滞络者，治以宽胸理气，活血利水。方用葶苈大枣泻肺汤加减。处方：葶苈子 20g，大枣 10

个，茯苓12g，白花蛇舌草15g，乌梢蛇10g，瓜蒌15g，白芥子10g，地龙10g，薤白10g，焦三仙各15g，桃仁10g，黄芪15g，白茅根15g，川牛膝15g，白术12g。

郭志雄治疗肺癌胸腔积液，证属饮停胸胁，肺气不宣者，治以逐水祛饮，降气化痰。方用葶苈大枣泻肺汤合泽漆汤加减。

周仲瑛治疗食管中段癌术后左侧大量胸腔积液，证属痰瘀阻胃，肝胃不和，饮停胸胁，脾运不健，气阴两伤者，方用己椒苈黄丸合葶苈大枣泻肺汤加减。

麦门冬汤

【组成】 麦门冬七升　半夏一升　人参二两　甘草二两　粳米三合　大枣十二枚

【用法】 上六味，以水一斗二升，煮取六升，温服一升，日三夜一服。

【功效】 清养肺胃，化痰降逆。

【方解】

麦门冬为君，养阴清热；人参、甘草、粳米、大枣补土生金，益气养阴；半夏化痰降逆。共奏养阴清热，化痰降逆之功。

【主治】

治疗虚热肺痿。症见咳吐涎沫浊唾，咽喉不利，脉象微数。

《金匮要略·肺痿肺痈咳嗽上气病脉证治第七》："大逆上气，咽喉不利，止逆下气者，麦门冬汤主之。"

【名家拓展应用】

鼻咽癌、舌癌：常用于阴虚火旺者，或放、化疗后出现的阴虚口燥等症。

【名家临证要点】

何炎燊在治疗鼻咽癌放疗后和舌癌中，患者放疗后阴虚火燥之象明显，冶以甘凉濡润，益脾养胃，清火除痰散结。以麦门冬汤加味。舌癌患者为脾胃气阴两虚，心胃虚火上升，治以甘平补益脾胃，养阴降火，抗癌解毒。方用四君子汤合麦门冬汤加减。

苇茎汤

【组成】苇茎二升　薏苡仁半升　桃仁五十枚　瓜瓣半升

【用法】上四味，以水一斗，先煮苇茎，得五升，去滓，纳诸药，煮取二升，服一升，再服，当吐如脓。

【功效】清肺化痰，活血排脓。

【方解】

苇茎清肺泻热；薏苡仁、冬瓜仁除湿排痰，以消内痈；桃仁活血祛瘀，泻血分热毒。

【主治】

治疗肺痈脓成期。症见咳嗽、胸中烦满、微热、咯吐腥臭脓痰，胸中甲错。

《金匮要略·肺痿肺痈咳嗽上气病脉证治第七》：“治咳有微热，烦满，胸中甲错，是为肺痈。”

【名家拓展应用】

肺癌：咳嗽，痰黄稠或有带血，舌红苔黄，脉数等痰热壅肺者。

【名家临证要点】

孙桂芝治疗右肺小细胞性未分化癌，其证为胸阳不振、邪气扰心者，先用瓜蒌薤白半夏汤加味宽胸通阳，后患者化疗后证已转为阴虚痰热，则改用千金苇茎汤合百合固金汤加味，以祛痰热为主兼滋阴扶正治疗。

刘伟胜治疗肺癌和膀胱癌肺转移，患者均见有发热，咳嗽，痰黄带血，胸背痛，舌苔黄腻，脉滑数等痰热壅肺之象。证属肺热炽盛，痰瘀互结。均以苇茎汤为基础加入鱼腥草、白花蛇舌草、半枝莲、半边莲、三七末、全蝎、蜈蚣等清热、抗癌、活血药，并同时服用院内制剂消积饮和西黄丸。

芍药甘草汤

【组成】芍药　甘草各四两（炙）

【用法】上二味，以水三升，煮取一升五合，去滓，分温再服。

【功效】酸甘化阴，柔筋缓急。

【方解】

芍药酸苦，养血敛阴，柔肝止痛；炙甘草甘温，补中缓急。二药合用，酸甘化阴，滋阴养血，缓急止痛。

【主治】

治疗阴虚筋脉失养所致的拘急之证，症见脚挛急或经脉挛急。

《伤寒论》第29条："伤寒脉浮，自汗出，小便数，心烦，微恶寒，脚挛急，反与桂枝欲攻其表，此误也。得之便厥，咽中干，烦躁，吐逆者，作甘草干姜汤与之，以复其阳；若厥愈足温者，更作芍药甘草汤与之，其脚即伸；若胃气不和，谵语者，少与调胃承气汤；若重发汗，复加烧针者，四逆汤主之。"

【名家拓展应用】

肺癌骨转移：有易怒，两胁疼痛，大便干燥，甚则带血，舌苔花剥等肝阴不足者。

【名家临证要点】

沈继泽治疗肺癌骨转移，认为患者胁痛因平素脾气暴躁、易怒，导致其素体肝阴不足，腰痛且冷，而舌质紫，乃肾阳虚衰、阴寒内盛证，但肝阴血不足为急。故先重用芍药甘草汤加养血疏肝之品以养血柔肝，并兼与温补肾阳、理气活血等药，缓急止痛。处方：炙黄芪 30g，当归身、川芎、穿山甲、炙蜣螂、制香附、延胡索、炙全蝎、杜仲、细辛各 10g，一日 1 剂；另炒白芍 20g，炙甘草 6g，一日 2 剂。

三黄泻心汤

【组成】大黄二两　黄连　黄芩各一两

【用法】上三味，以水三升，煮取一升，顿服之。

【功效】清热泻火止血。

【方解】

黄连清心泻火，黄芩泻上焦火，大黄苦寒降泻。三药合用，苦寒直折其热，使火降则血亦自止。

【主治】

治疗热盛吐衄之证。症见吐衄，面赤舌红，烦渴便秘，脉数有力等。《金匮要略·惊悸吐衄下血胸满瘀血病脉证治第十六》："心气不足，吐血、衄血，泻心汤主之。"

【名家拓展应用】

甲状腺肿块：兼有头痛，多汗，烦躁，咽痛，口渴，便干。舌质暗红，苔黄腻，脉滑数者。

【名家临证要点】

裴正学治疗食管上段鳞癌放疗后患者，临床症见里热重者，并有腑实不通之象，以大承气汤合三黄泻心汤、启膈散加味方治疗。

刘渡舟治疗甲状腺肿大患者，症见右侧颈部有一肿物，累及颈部转动不利，伴头痛，多汗，烦躁，咽痛，口渴，便干，舌质暗红，苔黄腻，脉滑数。治用三黄泻心汤加玄参，泻火解毒。

薏苡附子败酱散

【组成】 薏苡仁十分　附子二分　败酱五分

【用法】 上三味，杵为末，取方寸匕，以水二升，煎减半，顿服，小便当下。

【功效】 排脓解毒，振奋阳气。

【方解】

重用薏苡仁排脓消痈，佐用败酱草清除未尽之热毒，轻用附子辛热散结，振奋阳气，托脓外出。

【主治】

治疗肠痈脓已成，正气受损证。症见腹部皮肤紧张隆起如肿状，但按之濡软，肌肤甲错，全身不发热，脉数无力。

《金匮要略·惊悸吐衄下血胸满瘀血病脉证治第十六》：“心气不足，吐血、衄血，泻心汤主之。”

【名家拓展应用】

食管癌：纳食梗阻，食后即吐，便干，背痛及胸，舌苔薄质红，脉细滑，结合钡餐、胃镜等检查有热毒壅盛者。

【名家临证要点】

沈继泽治疗食管上段癌，证为热毒壅盛，胃气上逆，阴液亏损者，治以清热降逆滋阴为主。方选薏苡附子败酱散加味。处方：败酱草、茯苓各

20g，附子 3g，炒薏苡仁、川朴、法半夏、白花蛇舌草各 30g，生大黄、麦冬、枳实、石斛、䗪虫各 10g，北沙参 15g，炙甘草 3g。另以锡类散、蜂蜜调服。

己椒苈黄丸

【组成】防己　椒目　葶苈（熬）　大黄各一两

【用法】上四味，末之，蜜丸如梧子大，先食饮服一丸，日三服，稍增，口中有津液。渴者加芒硝半两。

【功效】分消水饮，导邪下行。

【方解】

防己、椒目辛宣苦泄，导水从小便而出；葶苈、大黄攻坚决壅，逐水从大便而去。四药合用，辛宣苦泄，前后分消，水饮一去，气机畅行，气化正常，腹满、口燥诸症自愈。

【主治】

治疗饮邪结于肠间证。症见腹满，口舌干燥等。

《金匮要略·痰饮咳嗽病脉证并治第十二》："腹满，口舌干燥，此肠间有水气，己椒苈黄丸主之。"

【名家拓展应用】

食管癌胸腔积液：用于痰、瘀、水、热互结之胸腔积液。

【名家临证要点】

周仲瑛认为恶性肿瘤晚期，痰、瘀、水、热诸邪互结，水道不利，留而成饮，但多为邪实伤正的虚实杂夹之候。己椒苈黄丸中大黄一物，虽可泻热祛瘀通便，但易使正更虚，故用本方治疗恶性胸腔积液和腹水时常将大黄易为黄芪。

桂附地黄丸（肾气丸）

【组成】 附子（炮）　桂枝各一两　干地黄八两　山茱萸肉　山药各四两　牡丹皮　白茯苓　泽泻各三两

【用法】 上八味为末，炼蜜为丸，如梧桐子大，酒下十五丸。

【功效】 温补肾阳。

【方解】

附子、桂枝温复肾气，地黄、山药、山萸肉、丹皮、茯苓、泽泻滋补肾阴，阳得阴助，肾气恢复，气化复常。

【主治】

治疗虚劳腰痛、消渴、咳喘、浮肿等属肾阳虚之证。症见虚劳腰痛，少腹拘急，小便不利或小便频数，遗尿，多饮，以及腰腿酸软，四肢厥冷，舌淡苔白等。

《金匮要略·血痹虚劳病脉证并治第六》："虚劳腰痛，少腹拘急，小便不利者，八味肾气丸主之。"

《金匮要略·消渴小便不利淋病脉证并治第十三》"男子消渴，小便反多，以饮一斗，小便一斗，肾气丸主之。"

【名家拓展应用】

胃癌：兼见胃脘胀满，时时隐痛，口泛清水，喜温怕冷，纳差便溏，腰膝酸软等脾肾阳虚者。

【名家临证要点】

孙桂芝治疗胃癌，证为脾肾阳虚，正虚邪盛者。治以温补脾肾，扶正祛邪。方用桂附地黄丸加味。处方：生地 10g，山药 10g，山萸肉 12g，泽泻 15g，炮附子 6g，桂枝 6g，茯苓 12g，菟丝子 10g，党参 15g，白术 10g，生薏苡仁15g，藤梨根15g，大枣5枚，半枝莲15g，焦三仙各10g。

鳖甲煎丸

【组成】鳖甲十二分（炙） 乌扇三分（烧） 黄芩三分 柴胡六分 鼠妇三分（熬） 干姜三分 大黄三分 芍药五分 桂枝三分 葶苈一分（熬） 石韦三分（去毛） 厚朴三分 牡丹五分（去心） 瞿麦二分 紫葳三分 半夏一分 人参一分 䗪虫五分（熬） 阿胶三分（炙） 蜂窝四分（炙） 赤硝十二分 蜣螂六分（熬） 桃仁二分

【用法】上二十三味，为末，取灶下灰一斗，清酒一斛五斗，浸灰，候酒尽一半，着鳖甲于中，煮令泛烂如胶漆，绞取汁，纳诸药，煎为丸，如梧子大，空心服七丸，日三服。

【功效】行气化瘀，除痰消癥，攻补兼施。

【方解】

重用鳖甲软坚散结、散寒除热，配大黄、桃仁、蜣螂、蜂窝、鼠妇等活血化瘀，用葶苈、石韦、瞿麦、厚朴行气利水，以助行瘀散结之力，更以黄芩、干姜、柴胡、桂枝、半夏调理寒热，人参、阿胶补益气血。

【主治】

治疗疟邪与血痰结成胁下痞块之疟母证。症见疟病反复发作，胁下有痞块等。

《金匮要略·百合狐惑阴阳毒病脉证治第三》："病疟以月一日发，当以十五日愈，设不瘥，当月尽解；如其不瘥，当云何？师曰：此结为癥瘕，名曰疟母，急治之，宜鳖甲煎丸。"

【名家拓展应用】

肝癌、胃癌：中上腹部肿块，质硬不移，属气结血瘀者。

【名家临证要点】

汤新民治疗肝癌伴胸腔积液、腹水、黄疸，肝下缘在右胁下四指患者，治以健脾软坚，理气活血，清利湿热。处方：鳖甲煎丸（吞）、川楝子、木香、陈皮、甘草、山楂、神曲、谷芽、麦芽各9g，白术、薏苡仁、黄芪、当归、香附、郁金、赤白芍各12g，漏芦、丹参、党参各15g，牡蛎、夏枯草、茵陈、白花蛇舌草、蜀羊泉、铁树叶、海藻带、车前子草、大蓟、小蓟各30g。

钱伯文治疗胃癌，患者极度消瘦，中上腹可触及8cm×6cm隆起肿块，质坚硬，不易移动，舌紫暗，苔黄腻，脉细弦。辨证属忧郁气结，气滞血瘀。治以理气活血，消肿软坚。方药：鳖甲煎丸，枸杞、橘叶、枳壳、陈皮、八月札、香橼、丁香、佛手、玫瑰花、槟榔、丹参、赤芍、牡蛎、天龙、木香、香附、生熟薏苡仁、合欢皮、川楝子、茯苓，并加用云南白药。

钱伯文治疗肝癌，症见食欲不振，四肢无力，面色黧黑，轻度腹水，下肢浮肿，小便短少，大便正常，舌苔厚腻，脉细而濡。辨证属正气虚弱，脾失健运，升降失常，水湿积聚者。治以益气，健脾利水，佐以活血消肿。方用鳖甲煎丸合胃苓汤加减。治疗原发性肝癌、肝炎后肝硬化患者，症见肝区胀痛，胃脘不适，腹部胀满，精神疲倦，四肢无力，纳呆，苔薄微腻，质偏暗，脉弦。辨证属肝气郁滞，脾失健运。治以疏肝解郁，佐以健运脾胃。方用鳖甲煎丸合枳壳、白术、陈皮、八月札、佛手片、柴胡、茯苓、土茯苓、生熟薏苡仁、合欢皮、生黄芪、蒲公英、皮尾参等随症加减。

黄土汤

【组成】甘草　干地黄　白术　附子（炮）　阿胶　黄芩各三两　灶中黄土半斤

【用法】上七味，以水八升，煮取三升，分温二服。

【功效】温脾摄血。

【方解】

灶心黄土温脾涩肠止血；附子、白术温阳健脾以摄血；地黄、阿胶滋阴养血以止血；黄芩反佐，以防白术、附子温躁动血之弊；甘草甘缓以和中并调和诸药。

【主治】

治疗脾气虚寒，统摄无权之便血证。症见先便后血，泄下血色紫暗稀薄，腹痛便溏，面色无华，神疲懒言，手足不温，舌淡脉细等症。

《金匮要略·惊悸吐衄下血胸满瘀血病脉证治第十六》：“下血，先便后血，此远血也，黄土汤主之。”

【名家拓展应用】

肝癌失血：兼见畏寒，四肢清冷，头额四肢冷汗出现，纳食差，时欲泛恶，脉缓无力等阳虚出血者。

【名家临证要点】

连建伟治疗肝癌失血，证为失血之后，阳气欲脱而郁热未清者，治宜温阳摄血，佐以清热养阴。方用黄土汤加减。处方：制附子 9g，黄芩 9g，炒白术 12g，阿胶珠 9g，生地炭 18g，炙甘草 4.5g，生晒参 9g，三七 3g，研吞伏龙肝 50g。

薯蓣丸

【组成】薯蓣三十分　当归　桂枝　曲　干地黄　豆黄卷各十分　甘草二十八分　人参七分　川芎　芍药　白术　麦门冬　杏仁各六分　柴胡　桔梗　茯苓各五分　阿胶七分　干姜三分　白蔹二分　防风六分　大枣百枚为膏

【用法】上二十一味，末之，炼蜜和丸，如弹子大，空腹酒服一丸，一百丸为剂。

【功效】扶正理脾，兼以祛风。

【方解】

薯蓣理脾胃，人参、白术、茯苓、干姜、豆黄卷、大枣、甘草、麯益气调中，当归、川芎、芍药、地黄、麦冬、阿胶养血滋阴，柴胡、桂枝、防风祛风散邪，杏仁、桔梗、白蔹理气开郁，全方以健脾为主，脾胃健运，则资生恢复。

【主治】

治疗虚劳兼风之证。症见先便后血，泄下血色紫暗稀薄，腹痛便溏，面色无华，神疲懒言，手足不温，舌淡脉细等。

《金匮要略·血痹虚劳病脉证并治第六》："虚劳诸不足，风气百疾，薯蓣丸主之。"

【名家临证要点】

黄煌治疗肝硬化原发性肝癌，患者体力下降明显，下肢沉重如灌铅，夜寐欠安，大便溏，舌嫩红，脉软，时来一止。为虚劳百损状态，方用薯蓣丸加减，补虚理劳，以恢复正气。

桃核承气汤

【组成】桃仁五十个（去皮尖）　大黄四两　桂枝二两（去皮）　甘草二两（炙）　芒硝二两

【用法】上五味，以水七升，煮取二升半，去滓，纳芒硝，更上火微沸，下火，先食温服五合，日三服，当微利。

【功效】活血化瘀，通下瘀热。

【方解】

以桃仁为主，活血逐瘀；桂枝辛温，通经活血，以助桃仁；大黄苦寒，既能荡实除热，又能活血化瘀；芒硝咸寒，软坚去实，硝、黄合用，可导瘀热以下行；炙甘草调和诸药，且防伤正。

【主治】

治疗瘀热互结下焦之蓄血证。症见少腹拘急硬满，小便自利，其人如狂，或有发热，午后或夜间为甚，舌红苔黄，脉沉涩。

《伤寒论》106条："太阳病不解，热结膀胱，其人如狂，血自下，下者愈。其外不解者，尚未可攻，当先解其外。外解已，但少腹急结者，乃可攻之，宜桃核承气汤。"

【名家拓展应用】

积聚：腹部肿块，大便秘而不畅，舌质紫黯有瘀点，苔薄黄干，脉象沉数有力等瘀热互结者。

【名家临证要点】

党友链治疗积聚，证为跌仆血瘀气滞，形成肿块，瘀久化热者，治以破血化瘀，佐以清热行气。方用桃仁承气汤加赤芍、延胡索。

泽漆汤

【组成】半夏半升　紫参五两　泽漆三斤（以东流水五斗，煮取一斗五升）　生姜五两　白前五两　甘草　黄芩　人参　桂枝各三两

【用法】上九味，㕮咀，纳泽漆汁中，煮取五升，温服五合，至夜尽。

【功效】逐水通阳，止咳平喘。

【方解】

泽漆为君，配用紫参峻下逐水；桂枝、人参、甘草甘温助阳，化气行

水，半夏、生姜、白前止咳化痰，佐用黄芩清解郁热。

【主治】

治疗饮热迫肺，病位偏里之证。症见咳嗽喘促，身体浮肿，二便不利，脉象沉伏。

《金匮要略·肺痿肺痈咳嗽上气病脉证治第七》："脉沉者，泽漆汤主之。"

【名家拓展应用】

肺癌胸腔积液：饮停胸胁，痰阻肺气不宣者。

【名家临证要点】

郭志雄治疗肺癌胸腔积液，辨证属饮停胸胁，肺气不宣。治以逐水祛饮，降气化痰。方用葶苈大枣汤合泽漆汤加减。